U0009905

當家人失智時

從照料應對到芳療運用，照護者陪伴失智症者也療癒自己的身心照護指南

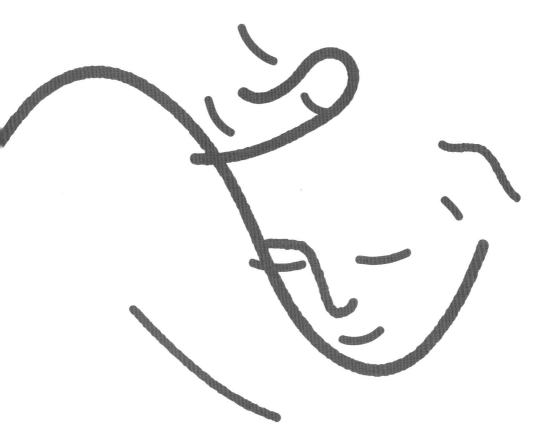

臺師大健康促進與衛生
教育學系特聘教授
郭鐘隆

黛田國際芳療學苑校長
鄭雅文 合著

漸漸抹去的記憶：了解失智症及迷思破解

陪失智症家人理解各階段變化及生活調整

理解失智症者的情緒和應對方式

寫給失智症主要照顧者：你不需要一個人撐著

失智症照顧者如何應對周遭人的眼光

撫慰失智症者情緒的芳療提案

撰寫本書《當家人失智時》的序言，是我作為一名神經內科醫師的榮幸。這本書是一盞指引照護者如何照顧失智症家人的同時，也療癒自己的明燈。失智症不僅影響患者，同時也對照護者造成巨大的心理壓力。本書提供了全面的引導，從基礎照護到情感支援，乃至於芳療等替代療法的應用，旨在幫助照護者找到平衡，實現自我療癒。

作者郭教授深刻闡述了照顧失智症患者的挑戰，提供了實用的溝通技巧、日常照護方法及處理行為問題的策略。更重要的是，書中強調了照護者自我照顧的重要性，提供策略幫助他們應對壓力、孤獨和疲勞，從而改善身心健康。芳療在本書中被賦予特別的重要性，其作為輔助療法，不僅能幫助改善患者的情緒，緩解焦慮和抑鬱，還能促進照護者與患者間的情感連結。本書收錄豐富的芳療知識和操作方法，讓眾多照護者能實際在日常生活中輕鬆應用。

本書是對愛、耐心和理解的深刻體現，它教導我們，即使在失智症這條艱難的旅程中，也能找到希望和光明。它不僅是照護指南，更是心靈的慰藉，強調了建立支持網絡的重要性，旨在改善患者生活品質，同時保護照護者的福祉。《當家人失智時》以全人照護的視角，關注患者和照護者的身心健康，通過提供深刻的洞察和務實的建議，成為照護者和醫療專業人員的寶貴資源。本書鼓勵讀者以同情心和創造性的方式應對失智症的挑戰，開闢新的視角和可能性。

　　作為一名專業人士，我強烈推薦這本書給所有面對失智症挑戰的家庭、照護者及醫療衛生專業人員。它不僅提供了實用的照護技巧和深入的疾病理解，更是尋求心靈慰藉和力量的寶貴資源，讓我們在這段旅程中一同學習、實現自我成長。希望失智症照護者的家人們在面對日後無數挑戰時，只要翻開這本書，就能從失智症者的角度再次思考他們的需要為何，讓患者和照護者皆藉此獲得療癒。

三總神經內科部 科主任
國防醫學院神經學科 教授

楊富吉

家有失智症患者是漫長的照顧旅程，對全家都會造成程度不同的壓力與負擔，倘若又因為對疾病的不認識、不理解，以致產生更多的摩擦和衝突，便會讓生活跌入困境，深陷於陰霾和無助之中。

目前，臺灣的失智症盛行率，已達32萬人，並有年輕化的現象。每30分鐘，即增一位失智症患者，是不能忽視的國民健康問題。失智症並非是正常老化，而是一種大腦認知功能的疾病，對許多民眾來說，仍存在許多誤解及偏見，以為失智症僅是老化現象，或認定是「老年人」專有疾病，因此錯過了疾病早期的診治機會，及忽略建立正確生活型態，以降低不利破壞因子對健康的危害。若能正確認識失智症，並具有自我保健及疾病預防能力，那麼我們會有更多的機會及身心健康資本預防失智的發生，一生擁抱自我實現的喜悅及幸福。

本書是我們面對失智症與了解疾病預防的福音之書，越勇於認識失智症，我們就越能從中獲取相關能力及知識。尤其本書兩位作者是失智照護研究的專家，所給予讀者的知識與資訊，涵蓋了身心靈全面照護的經驗及建議，絕對是一本全年齡層都適合閱讀的健康好書。

璞成心遇空間心理諮商所所長

蘇絢慧

生命在驚喜中誕生，期待中成長，人生或可能走向巔峰，在舞台上演出輝煌，但無可避免總得面臨身體健康的失落，而且還是接踵而來。可能視力或聽力下降，或因COVID-19暫時失去部分肺功能，也可能無法維持醣與脂肪的代謝平衡，動脈硬化、心肌梗塞、腦中風，癌症等，身體上任何一個零組件，細胞、組織、器官、系統都可能出問題，需要進廠保養。

當疾病發生在腦部時，心智功能就可能出問題，注意力、記憶力、思考判斷、執行功能，甚至情緒調節、睡眠節律、肢體運動、飲食排泄等功能等腦神經功能都可能全面性地失調。當認知功能之記憶、語言、思考判斷、以及執行功能等顯著退化時，即可能達到定義為失智症的標準。失智症是一組症候群的心智狀態，但是分別由不同病因與途徑所造成，包括：遺傳、飲食營養、物質濫用、外力創傷、腦神經細菌或病毒感染、醣與脂肪代謝、血管疾病、甲狀腺荷爾蒙失調、呼吸中止症之睡眠障礙與低血氧等，原因相當多且複雜交織，需要透過專家的評估與診斷分析。

目前醫療上可運用藥物介入部分失智症的病程，例如：實驗性地運用Beta澱粉樣蛋白抗體阻斷阿茲海默症進程，或使用乙醯膽鹼抑制劑與麩胺酸受體拮抗劑改善認知功能。至於另一常見之血管性失智症，或需要治療其損害腦功能的心血管疾病，例如：心律不整、高血壓、動脈硬化、心衰竭等；或運用抗凝血與血循環相關製劑，改善患者的血循環功能；控制危險因素，以藥物治療血糖、血壓、

血脂肪等三高問題；睡眠時配戴正壓呼吸器治療呼吸中止症，減少深度睡眠障礙與低血氧等病理導致之認知功能損傷。大部分失智症為進行性之不可逆疾病，醫療目標在於改善功能與減緩退化速度；少數失智症是可逆的，幾乎可以完全復原，例如補充甲狀腺素給予甲狀腺功能低下的患者；部分類型的失智症，醫學仍難有作為，或者近乎束手無策，例如：額顳葉型或者路易氏體失智症。

失智症不僅是認知功能障礙的問題，在疾病過程中有可能併發與前額葉功能障礙有關的情緒失調、衝動控制困難、續作行為問題（perseveration），使得行為表現出固執、重複、缺乏彈性等，精神病症聽幻覺或被偷妄想，或是睡眠障礙節律障礙等。這些併發的生理、行為、情緒、知覺與思考障礙，醫療上可以透過調節神經傳導功能，藉由血清素、多巴胺、GABA、褪黑激素、瘦體素等調節神經傳導功能的精神藥物，有效達到症狀治療的目標。

醫院體系內的醫療聚焦在失智症的溯源與管理，以及發病後的診斷與醫療；然而失智症的病症可能持續數年以致數十年，在漫長的病程中，照顧與功能維持的第三段醫療重擔，將會落在家屬的肩上，是馬拉松式的長期挑戰。臨床工作上由於診療時間有限，我雖盡力對家屬傳遞失智症的相關知識與照顧原則，但仍族繁不及短時間內列載說明；網路資訊雖豐富，但部分資訊未經編審檢驗，也非全然理想的資訊來源。

　　如今有幸得郭鐘隆教授與鄭雅文校長費心費力，撰寫《當家人失智時》一書，藉其友善的文字能力，完整地介紹失智症，如何扮演照顧者角色，以及芳香輔助療法的運用，家屬可藉由閱讀本書，速速有效地掌握失智症的必備知識。本書可作為失智症家屬實用的工作手冊，其主題內容特別之處是介紹了芳香療法（aromatherapy）的應用。運用植物萃取精油的天然芳香分子，透過嗅覺刺激，或混合基礎油的芳香按摩，藉由皮膚觸覺與身體本體感覺等神經傳導功能，活化嗅覺與身體知覺，傳遞周邊訊息至中樞神經；或藉由功能性植物分子，透過黏膜與皮膚組織滲入微血管進入血液循環系統，達到「草藥」（芳香療法可謂源於西方的傳統草藥）的分子功能，改善認知與情緒調節；按摩的物理影響力也同時舒緩了因退化與疾病壓力帶來僵縮疼痛的肌肉骨骼組織。這本書所提供的基本知識，與其特殊實用的芳香療法知識與技術，可為失智症家屬提供一套絕佳的居家友善療癒工具，幫助其親愛的家人改善身心健康與生活品質，十分值得推薦，仔細閱讀。

基隆長庚醫院精神科主治醫師
精神科專科醫師、老人精神醫學專科醫師
司法精神專科醫師、臨床心理師
英國IFA芳香治療師、美國伊莎蘭按摩治療師

江原麟

作者序

撰寫本書時，忍不住又回想起當初陪伴失智症長輩的那段日子，內心情感終得釋放，也是對於當初目睹身邊親友少數不當應對的情緒與行為，沒有即時阻止的自我懺悔，深深期盼其他的照護夥伴不要重蹈覆轍。寫完本書，是對於那段歲月的圓滿交代，也是一種自我療癒。

諸位照護者在照顧失智症家人的同時，也需要好好照顧自己，因為病程難免對於患者和照護者造成巨大的心理壓力。本書提供了自身多年和失智症家人相處以及與長照機構失智長者的互動經驗，從日常基礎照護到家庭成員的情感支持，期望照顧者在付出與收穫之間能逐漸恢復到平衡狀態。

書中敘說照顧失智症者的種種挑戰，提供實用的溝通技巧、日常照顧方法及處理行為問題的策略。此外，更進一步強調照顧者自我照顧的重要性，提供訣竅以應對壓力、孤獨和疲勞，從而改善身心健康。芳療在書裡更扮演著改善患者情緒、緩解焦慮和憂鬱，並促進照顧者與患者間情感連結的角色，收錄了豐富的芳療知識和實作，皆是我們以往在長照機構分享之內容。

期盼照顧者與失智者能在這段過程中共同扶持，體現對於彼此的愛、耐心和理解，誠如右頁的失智者之歌，若能建立支持網絡，便能改善失智症家人的生活品質。希望讀者以同情心和創造性的方式應對失智症的挑戰，開闢創新的視角和更好的生活。

·失智者之歌·

如果你在外出時迷路，我會做你忠心的護衛，送你回家

如果你在時間裡迷路，我會當你溫柔的定錨，陪你定位

如果你在淚水裡迷路，我會送你最愛的手帕，為你拭淚

如果你在對話中迷路，我會隨你翩翩的起舞，耐心等候

如果你在谷底裡迷路，我會與你靜靜的相伴，不離不棄

如果你在黑暗中迷路，我會當你手中的明燈，伴你前行

臺師大健康促進與衛生教育學系特聘教授

郭鐘隆

失智症是大腦功能衰退而產生的神經認知功能受損，不僅會隨著病程影響心智、亦會讓記憶、性格及日常生活出現障礙；儘管沒有人願意罹患失智症，卻無法避免會發生在你我身邊。

　　臺灣即將面臨「超高齡社會」，我們能做的是即早診斷發現，並想辦法改善症狀或延緩病情惡化。在非藥物治療的諸多方式中，認知訓練、懷舊治療及芳香療法的介入極見成效，在我多年參與長照長者的經驗裡看見，將三者結合施行時，總有驚喜發現！對於無法辨認時間及地點的長輩，經過一陣子訓練後，以他熟悉的氣味鋪陳釋放在不同的時間或空間，當香氣進入鼻腔、大腦會連結先前的香氣設定與演練，協助長輩們釐清現況，有助於辨別家裡的場域與時間。若能善用香氣在日常，就能適時減緩失智長者因情緒起伏的暴躁與憂鬱，改善調節長者突發狀況與睡眠品質的促進，輔助長輩提升生活品質，更得以減輕失智症者家庭與其照顧者身心的重擔。希望透過書中的應對技巧與芳香療癒的實踐，讓您們家中的失智症長輩都能有個愉快舒適的晚年。

PureAroma黛田國際芳療學苑校長

鄭雅文Vivian

Chapter
1

漸漸抹去的記憶：
了解失智症及迷思破解

失智症是由多種進行性疾病造成，與腦部神經細胞變化有關，會影響一個人的記憶、思考、行為、日常能力等等，本章將介紹 12 種常見的外顯症狀、特徵，也收錄了大眾對於失智症的常見迷思。

正確認識失智症

　　失智症是一個嚴重且不斷增加的全球性問題，影響全世界數千萬人口及其照顧者的生活。根據世界衛生組織（WHO）統計，截至2021年，全球失智症的預估患病人數約為5,030萬人，每年大約有940萬失智症的新病例被診斷出來。隨著全球人口老齡化加劇，失智症的盛行率將持續增加，2030年的全球失智症者人數預估增至8,230萬人，到2050年甚至可能增至1.5億人。

　　這些數據皆顯示，失智症已成為不可忽視的全球醫療健康議題，不僅對個人、家庭和社會經濟皆產生重大影響，也為醫療和社會福利系統帶來巨大負擔。失智症者的病程一般是8～12年，有的個案則長達15年，長期照護和醫療成本龐大，同時深刻影響照顧者原本的生活、身心狀態、職涯規劃之外，還會加重整個家庭的經濟負擔，因此現階段需提高大眾對於失智症的認識和理解，盡早加強規劃預防、治療和照護的相關措拖，將是面對未來的重要關鍵。

失智症人口在疫情後，有增多趨勢？

　　近年來，在臺灣的失智症者的總人數提升，這並非罹患失智症的人突然增加，主要是臺灣人口結構老化所造成。國人平均壽命年齡在近15年來，每年約增加1歲的趨勢下，老年人口變多，就會覺得罹患失智症的長輩似乎也多了。以數字統計來看，這幾年國內失智症者佔總人口數的比例介於1.35%～1.4%之間，2022年的

失智症人數比為1.37％，而這些失智症者當中，約有八成都屬於65歲以上發生的老年型失智，剩下的兩成則是早發型失智。

　　而在新冠肺炎疫情過後，大家似乎更常從新聞媒體報導看到名人失智，或聽到身旁親友失智。因為防疫的緣故，不少長輩只得減少外出和日常運動、與人交流互動的機會；而日托和日照中心也在疫情期間不開放探視，對於已有失智症的長輩來說，更易加速其身體與認知行為退化。

失智症的特徵

　　失智症具有複雜性和多樣性，許多人對這個疾病的認識和理解仍然有限。若能探索失智症的各個方面，從病因到照護，全方位了解失智症的定義、病因、症狀、診斷、治療和管理的話，我們就能更好地應對這個日益嚴重的問題，並提前做好準備。本書以此為初衷，提供實用且正確的相關資訊，特別蒐集不同臨床案例並結合芳療照護，希望為患者本身、照顧者和社會大眾帶來實質幫助。

　　失智症（Dementia）是一種慢性、進行性的神經退化性疾病，主要表現為認知功能的衰退和日常生活能力的喪失。失智症者的大腦功能逐漸受損，影響了思考、記憶、語言、判斷力、情緒和行為等多個方面，主要特徵為：

❶記憶力喪失：

失智症者常遭受短期記憶損失的困擾，他們可能忘記剛才發生的事情、重複問同一個問題，或者忘記簡單的日常活動。

❷認知功能下降：

失智症者的認知功能逐漸衰退，包括思考、判斷力、解決問題的能力和理解能力。他們可能變得困惑、迷失方向，無法處理複雜的任務或計畫。

❸語言障礙：

患有失智症的人對於表達自己的思想和情感常有困難，也可能無法理解別人的語言或指令，出現語詞找不到、話語流暢度下降等問題。

❹情緒和行為變化：

不同於以往，失智症者容易出現情緒波動，包括焦慮、憤怒、憂鬱或易怒，或表現出不尋常的行為，如疑神疑鬼、衝動行為或反覆動作等等。

❺日常生活自理能力下降：

失智症者在執行日常活動方面遇到困難，例如衣著整理、進食、洗澡、上廁所等等。他們需要越來越多的幫助和監護。

　　這些主要特徵在失智症者身上會有不同表現方式，程度也不盡相同，且隨著疾病的進展而加重。失智症的症狀通常是漸進性的，從輕微的認知問題開始，逐漸發展到嚴重的認知功能衰退，最終影響到患者的生活品質和獨立性。

「失智症」和「正常老化」哪裡不同？

1.程度和頻率：

　　失智症導致的認知功能衰退嚴重並且持續，正常老化的認知下降則較輕微且漸進。

2.影響範圍：

　　失智症會影響多種認知功能，正常老化對此影響只是暫時，並非永久。

3.日常生活功能：

　　失智症使日常生活自理能力（如工具性日常生活活動）下降，而正常老化的影響不會如此迅速。

4.病因和病程：

　　失智症是病理性疾病，而正常老化是自然的生理過程。

5.影響生活品質：

　　失智症對生活品質產生明顯干擾，正常老化則較少影響。

　　失智症和正常老化在認知功能衰退方面存在顯著差異，若能及早診斷和介入對失智症管理至關重要。

常見的失智症類型

　　失智症是一個包括多種類型的疾病群，每種類型有其特定的病因和症狀表現。以下是幾種常見的失智症類型：

❶阿茲海默症（Alzheimer's Disease）：

阿茲海默症是最常見的失智症類型，約佔所有失智症病例的60～80%。通常發生在中老年人身上，主要特徵是漸進性的記憶喪失、認知功能衰退和行為變化。阿茲海默症與腦部神經纖維糾結和類澱粉蛋白沉積（Amyloidosis）有關。

❷血管性失智症（Vascular Dementia）：

通常是由腦血管疾病引起的認知功能衰退，是第二常見的失智症類型，通常與中風、小血管疾病或缺血性病變相關。腦衰退症的症狀表現因受損的腦區不同而有所差異。

❸路易體失智症（Lewy Body Dementia）：

是一種以形成腦內蛋白質小體（Lewy body）為特徵的失智症。它與阿茲海默症和帕金森氏症的特徵有重疊，症狀包括認知衰退、視覺幻覺、運動障礙和行為變化。

❹額顳葉失智症（Frontotemporal dementia, FTD）：

是一種腦部額葉、顳葉漸漸萎縮的退化性失智症，好發於65歲之

前的中、老年人身上，平均發病年齡是58歲，但20～80歲的人也有可能會罹患FTD，不過40 歲以前以及75歲以後的病人是較少見的；其中大約有20～40%的患者有家族病史。主要影響行為和語言功能，導致情緒變化、語言障礙和社交行為的改變。

❺其他類型：
主要是罕見的失智症類型，如遺傳性失智症（如亨丁頓舞蹈症）、庫賈氏病（Creutzfeldt-Jakob disease）等。

　　每種失智症類型有其獨特的臨床特徵、病程和治療方法。對於準確的診斷和治療，醫療專業人員需要進一步評估病史、症狀和進行相關的測試和檢查。

失智症的病因為何
失智症的病因是多樣的，其中包括遺傳因素、腦部變化、環境因素等。分別介紹如下：

❶遺傳因素：
某些失智症類型具有家族遺傳風險。如阿茲海默症可能與遺傳突變或具有阿茲海默症相關基因的遺傳因素有關。遺傳突變會使某些蛋白質在大腦中異常累積，損害神經元功能。

❷腦部變化：

失智症與腦部結構和功能的變化密切相關。腦部的退化、神經元損失、神經纖維糾結和蛋白質的異常積累都可能導致失智症的發生。這些變化可能與炎症、氧化壓力和神經傳導物質不平衡等因素皆有關。

❸環境因素：

有一些環境因素可能增加失智症風險，如長期暴露於空氣汙染、毒性物質、重金屬或有害化學物質當中。此外，缺乏身體活動、不良飲食習慣、高血壓、高血脂、糖尿病、抽菸、飲酒等因素，也是引發失智症的危險因子。

❹神經退化性疾病：

某些神經退行性疾病，如帕金森氏症、亨丁頓舞蹈症和庫賈氏病等，也可能導致失智症。這些疾病的神經變化和腦部損傷會對認知功能產生負面影響。

需要特別注意的是，失智症的病因往往很複雜，可能是多個因素的交織結果。但透過不斷的研究和科學進展，可更理解失智症的起因和發展機制，以便我們更好地面對這一疾病。

失智症的預防和降低罹患風險

為了降低罹患失智症的風險，有幾個重點可實踐於生活中：

❶健康生活形態的重要性：

健康的生活型態是預防失智症的關鍵，如保持規律運動習慣、健康均衡的飲食、戒菸和限制酒精攝入、確保長期足夠的睡眠等。這些習慣有助於維持心血管健康、降低慢性疾病風險，並促進身心健康。

❷腦部訓練和認知刺激的作用：

積極參與腦部訓練和認知刺激活動能保護和促進大腦功能，如解謎、遊戲、學習新技能、閱讀、參與社交活動等等。這些活動可以刺激腦部的神經連結，有助於維持認知功能。不僅如此，也有利於失智症者延緩病情。

❸管理慢性疾病和控制風險因素：

管理慢性疾病，如高血壓、糖尿病和高血脂，皆有助於降低罹患失智症的風險。定期進行醫學檢查，按照醫師建議控制血壓、血糖和膽固醇水平，並遵循藥物治療計畫。此外，控制其他健康風險因素，如避免過度肥胖、抽菸和過度飲酒也很重要。

失智症者會出現各種精神和行為症狀，包含記憶力喪失和認知功能下降、情緒和行為變化、語言障礙和溝通困難等等。這些症狀可能在不同的失智症類型和個體之間有所差異。以下是常見的失智症精神和行為症狀：

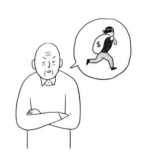

❶妄想：

妄想是感覺自己在某個時間或狀況上受到威脅，例如被人偷錢、偷存摺等等重要物品。

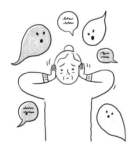

❷幻覺：

缺少現實感，感覺失衡，感覺到一些不存在的事物，可以出現在視覺、聽覺、觸覺、嗅覺、味覺等感官形式上。

❸激動／攻擊：

因為暴怒而情緒激動，甚至出現攻擊行為。

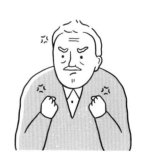

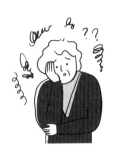

❹憂鬱／情緒不佳：

長期心情不佳。

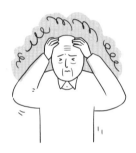

❺焦慮：

對於身旁人事物感到不放心，且難以掌控自身的生理狀態和情緒。

❻異常亢奮：

因為人體神經過度傳導所致，使得情緒處於不同於以往的亢奮狀態。

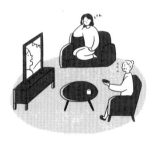

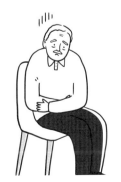

❼冷漠：

與平常個性不同，喪失與人相處互動和生活的熱情。

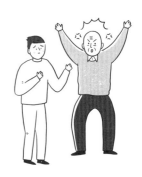

❽失控：

有時出現突發的情緒或動作且難以掌控。

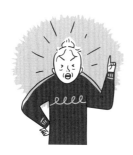

❾易怒／情緒不穩定：

和先前不同，情緒容易變得不穩定。

❿出現怪異（或重複）動作：

最常見的狀況是不斷做重複的行為，如
一直重複開門、關門動作。

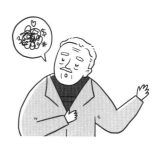

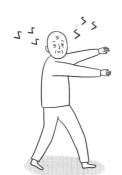

⓫睡眠模式改變、夜間遊走：

晚上睡不好，或是夜間起床遊走。

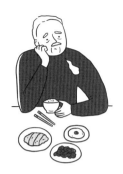

⓬食慾／飲食行為異常：

長期食慾不佳。

失智症的診斷和評估

失智症的診斷和評估是一個綜合的過程，通常包括以下步驟：

❶病史詢問和臨床評估：

醫師將蒐集患者和家人的病史，包括症狀的開始時間、病程等等，此外還會進行身體檢查和認知功能等綜合評估。

❷認知測試：

醫師通常用標準化的認知測試工具，如MMSE（Mini-Mental State Examination）或MoCA（Montreal Cognitive Assessment），來評估患者的記憶、語言、注意力等認知功能。

❸血液檢查和影像學檢查：

醫師會進行血液檢查，先排除其他可能導致認知功能衰退的病因，如甲狀腺功能異常或維生素缺乏等等。此外，還可能進行腦

部影像學檢查，如磁共振成像（MRI）或電腦斷層掃描（CT），以觀察腦部結構和檢測是否有異常。

❹病因評估：

醫師會進一步進行病因評估，以確定失智症的具體類型和可能的原因。這可能涉及基因測試、腦脊液檢查或其他特定檢查。

綜合以上評估結果，醫師再診斷出失智症的類型、程度和病因，有助於制定個人化的治療和照護計畫，提供適當的支持給患者和他們的照顧者。早期診斷和評估對於管理失智症非常重要，早期介入和治療皆有利於延緩疾病的進展。

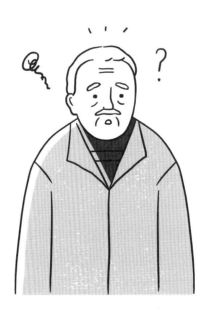

失智症的治療和管理

失智症的治療和病程管理是一個綜合的、結合多領域專業為基礎的過程。特別強調，失智症的治療和管理得根據患者的具體情況來制訂規劃。積極提供早期診斷、持續的監測和定期的隨訪，以便調整治療和管理策略，有利於維護患者的生活品質和獨立性。常見的治療方式和管理策略如下：

❶藥物治療：

某些藥物可以用於延緩失智症的進展和緩解症狀，特別是在阿茲海默症的治療中。這些藥物可以增加腦部神經傳導物質的水平，改善認知功能和行為症狀。然而，治療效果因人而異，醫師會根據患者的具體情況選擇藥物和調整劑量。

❷認知和行為療法：

認知和行為療法可以幫助失智症者應對記憶問題、改善語言溝通、提高日常生活技能和應對情緒困擾。這些療法通常由專業的腦科學專家、臨床心理師或職能治療師提供，以個體或群體形式進行。

❸環境和生活方式的調整：

為失智症者創造一個安全、舒適和刺激性適當的環境非常重要。這包括減少刺激、提供清晰的日常生活結構、使用提示工具和適當的安全措施。同時，保持身體和腦部的健康也是重要的，包括規律的運動、健康的飲食、社交互動和認知訓練等等。

❹家庭成員及專業護理人員的照護和支持：

失智症者通常需要長期的照護和支持。這可能涉及到家庭成員、照顧者和專業護理人員的參與。提供情感支持、日常生活援助、安全監護和社交互動等都是重要的照護措施。照護者也需要得到支持和教育，以應對挑戰和壓力。

❺尋求社會支持和資源：

失智症的管理需要社會支持和資源的協助。這可能包括參加失智症支持團體、尋求專業機構和非營利組織的協助、獲取相關資源和訊息。

❻芳香療法在失智症預防和照護上的潛力：

芳香療法是一種使用精油和香氣來促進身心健康的療法，它對失智症的預防和照護頗有潛力，涵蓋範圍相當廣，例如改善認知功能、減輕焦慮和壓力、改善睡眠、促進情感連結、改善生活品質等，在後續章節將詳細介紹。

失智症對家人和照顧者的影響

　　失智症對主要照顧者和家人的影響深遠，包括以下幾方面：

❶ 感到擔心、憂慮和壓力：

主要照顧者和家人通常會感到擔心和憂慮，尤其是失智症者的健康和安全。如患者的認知能力和行為症狀的惡化，以及對於自己是否能提供足夠的照顧和支持存疑，而這些擔憂和壓力容易成為情緒負擔、讓身心疲憊。

❷ 照顧者的支持和自我照顧：

主要照顧者和家人扮演重要的角色，得提供日常照護和支持給失智症者，包括協助工具性日常生活活動、管理藥物、社交互動和給予關懷等等。然而，長期的照顧責任可能使他們忽略了自己的需求和健康，因此照顧者需要學習有效管理自己的壓力和需求，並尋求適當的社會支持。

❸ 提供情感和實際的支持：

照顧者的情感和實際支持對於失智症者至關重要。情感上的支持包括同理、耐心、尊重和關愛，以確保患者感受到情感的連結和安全感。實際上的支持包括幫助工具性日常生活活動、安排醫療訪問、提供資源和訊息等等。

　　建議主要照顧者和家人及早尋求專業支援和協助，才能更妥善地處理失智症對自身和整個家庭生活的影響。這包括參加失智症支持團體、尋求心理輔導、習得照護技能培訓等等。此外，建立良好的支持網絡和與其他照顧者分享經驗也是重要的，以共同面對挑戰並獲得互相支持。

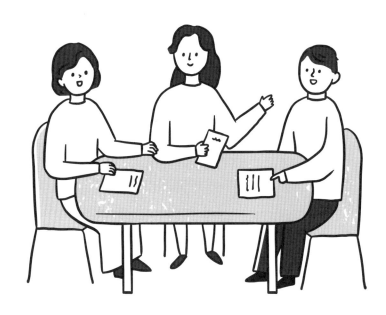

大眾對於失智症的常見迷思破解

Q1 失智症只是老人的正常老化過程？

許多人認為失智症只是老年人正常老化的一部分。實際上，失智症是一組影響記憶、認知和社交能力的疾病，並且會隨著時間惡化，並非正常的老化現象。

Q2 失智症者總是忘記一切？

雖然記憶衰退是失智症的一個明顯症狀，但患者不會「總是」忘記一切。他們可能仍然記得過去的某些事件，特別是遙遠的記憶，反而是短期記憶受到的影響較大。

Q3 失智症只影響記憶？

許多人誤以為失智症只影響記憶，事實上，還會影響注意力、建構力、口語理解和行為能力、語言力和定向力。

Q4 年輕人不會得失智症？

雖然失智症主要影響老年族群，但也存在著所謂的「早發型失智症」，可能在40或50歲時就發病，如果沒有良好的照護和陪伴，這類族群會退化得更快。

Q5 失智症者的行為都是因為他們固執己見，或故意而為？

失智症者的許多行為，例如重複性的問題、幻覺或錯亂，都是疾病本身的症狀。他們的行為並不是故意的或固執己見，而是「大腦功能改變」的結果。

Q6 攝取魚油或其他補品可以預防失智症？

儘管某些研究指出某些補品或食物可能有助於支持大腦健康，但目前沒有確鑿的科學證據顯示任何補品能完全預防或治療失智症。

MEMO

淺談早發性失智

不同於大多數人印象中的失智症幾乎發生在65歲後的老年期，早發型失智症者初次發病的時間大約在40～60多歲之間，比典型的失智症發病期還要早，罹病人口比約佔所有失智人口中的兩成。

以目前的病例觀察來看，不少罹患早發型失智症的人以往是社會精英、高學歷者，且比例是男多於女，可能是生活壓力過大，使得腦部過度耗損所造成的；不過當中也有些人是因為遺傳、精神症狀、腦部病變等原因。早發性失智症者一旦發病，病程退化的速度比普通失智症快很多，有些甚至在一年內就會急速退化，而且不少罹病者都是家中的經濟支柱，在正值中壯年時期發病，因此衍生的家庭衝擊也更大。

2014年上映的電影《我想念我自己（Still Alice）》描述的就是一位熱愛工作、對事業有野心的語言學教授在50歲罹患早發型失智症的故事，夫妻倆都

是旁人眼中的高知識分子，三個小孩也都成年且有各自的生活，看似美滿幸福的家庭因為女主角的罹病而開始產生變化。女主角面對巨大的內心衝擊到後來逐漸接受，家人間的相處也因為失智症而帶來一連串變化與調適，劇情真實描繪出早發型失智症者易面臨的狀況。

《註》

失智症常用詞彙解釋

1. 失智症（Dementia）：一種進行性的、慢性的神經退行性疾病，導致認知能力的衰退，包括記憶、思維、理解、判斷和日常生活技能等方面，病程通常長達8-12年。
2. 認知功能（Cognitive Function）：指大腦的高級功能，包括記憶、語言、注意力、計算力、思考和問題解決等能力。
3. 阿茲海默症（Alzheimer's Disease）：最常見的失智症類型，其特徵包括記憶喪失、認知衰退、行為變化和日常生活技能下降。
4. 行為和心理症狀（Behavioral and Psychological Symptoms）：指失智症者常見的行為和情緒變化，如焦慮、憂鬱、幻覺、狂躁、行為失控、睡眠障礙…等。
5. 認知刺激（Cognitive Stimulation）：通過提供有挑戰性的活動和認知任務來刺激和提高認知功能，以改善失智症者的認知能力。
6. 生活品質（Quality of Life）：指個人在身體、心理、社交和環境方面的整體幸福感和滿意度。
7. 照護者（Caregiver）：指照顧和支持失智症者的人，可以是家庭成員、友伴或專業護理人員。
8. 照護負擔（Caregiver Burden）：指照顧者承擔的責任、壓力和情感負擔，由於長期的照顧責任可能對照顧者的身心健康造成影響。
9. 認知評估（Cognitive Assessment）：使用標準化工具和測試來評估失智症者的認知功能，以了解其記憶、語言、注意力等方面的表現。
10. 預防（Prevention）：通過控制風險因素、促進健康生活方式、提供早期診斷和介入等手段，減少失智症的發生和進展。

參考文獻

Jeffrey L. Cummings, MD. (1994) The Neuropsychiatric Inventory Questionnaire: Background and Administration

傅立成、許永真、陳淑惠、洪一平、陳佳慧、廖峻鋒、吳治勳、陳錫中、彭熙寧、莊雯莉、陳達夫、邱銘章 (2018)。失智症照護的創新生活科技。福祉科技與服務管理學刊，6(4)，365-389，doi:10.6283/JOCSG.201812_6(4).365。

Chapter
2

陪失智症家人理解
各階段變化及生活調整

失智症的變化是漸進式的，包含輕度認知障礙期、
輕度失智症期、中度失智症期、重度失智症期，本
章將一一說明各階段會出現哪些身心變化，用實際
的話術小技巧幫忙照顧者或家人們應對，進一步做
生活上的調整。

認識失智症的各個階段變化

　　失智症是一種神經退化性疾病，影響層面相當廣泛，隨著病程推進，患者對於時間、地點和人物的辨識能力、記憶能力逐漸減退，認知功能下降，最終可能無法自理生活。同時，失智症者會表現出情緒不穩定、焦慮、幻覺、妄想等精神症狀，這些症狀對患者自身的情感狀態和日常生活造成極大困擾之外，這些變化往往也使得照顧者面臨情感壓力、時間壓力和經濟壓力，他們需要不斷調整自己的態度和方法，以應對失智症者的需求。

　　儘管失智症帶來諸多挑戰，我們也不能忽視其中蘊含的人性價值。因為每一位失智症者都曾經是一個獨立、有故事的人，他們身為人的價值與尊嚴在病痛面前並未減少。本章針對失智症者面臨的精神和行為症狀，提供相關的理解與應對策略，因為唯有先深入理解失智症對於個人、家庭和社會造成的影響，才能使患者在有尊嚴與關愛的環境中度過每個階段，包含溝通、尊重和專業支持的重要性，同時鼓勵家庭和社區的共同協作，幫助患者實現有意義的生活、在困境中找到支持的力量。

　　失智症的神經退化屬於慢性的，通常隨著時間推移，患者的認知、行為和情緒功能會出現漸進性的變化。根據症狀的嚴重程度和影響範圍，通常將失智症分為不同階段，每個階段都伴隨著特定的精神和行為症狀，如下：

❶ 輕度認知障礙期（Mild Cognitive Impairment, MCI）

在這個階段，患者可能會注意到自己的記憶和認知功能略有下降，但日常生活尚未受到明顯影響，常見症狀包括：

· 輕微的記憶問題，如偶爾忘記名字或物品放在哪裡。

· 語言和溝通能力的輕微變化，如有時找不出特定詞語。

· 對時間和地點的感知仍相對正常。

· 大部分患者能保持自我照顧能力。

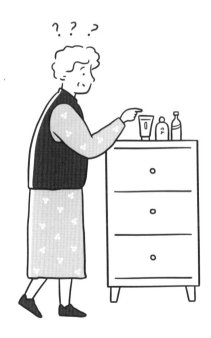

❷ 輕度失智症期（Mild Dementia）

在這個階段，症狀開始影響日常生活，但患者通常仍能完成基本的自理活動，常見症狀包括：

‧記憶問題加劇，可能忘記重要的約會或事件。

‧語言和溝通能力進一步下降，表達和理解變得困難。

‧對時間和地點的感知可能模糊，可能會迷路。

‧情緒變化，如焦慮、疑惑和輕度憂鬱。

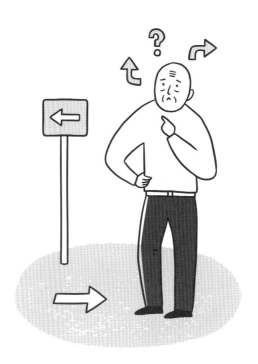

❸ 中度失智症期（Moderate Dementia）

在這個階段，症狀變得更加嚴重，患者的日常生活能力逐漸喪失，常見症狀包括：

・嚴重的記憶喪失，可能無法辨識親人或熟悉的地點。

・語言能力嚴重受損，可能只能說出基本的詞語。

・常常迷路，可能無法意識到自己的位置。

・行為症狀加劇，可能出現幻覺、妄想和焦慮。

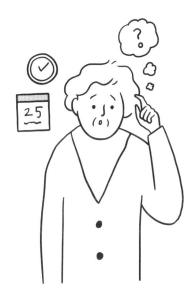

❹重度失智症期（**Severe Dementia**）

在這個階段，患者已經失去了大部分的認知和行為能力，需要持續的全方位照顧。常見症狀包括：

· 嚴重的記憶損失，可能完全無法辨識親人或自己。
· 語言功能幾乎喪失，可能只能發出零散的聲音。
· 基本自理能力喪失，需要協助進行日常生活活動。
· 行為症狀進一步惡化，可能出現情緒激動、攻擊行為等等。

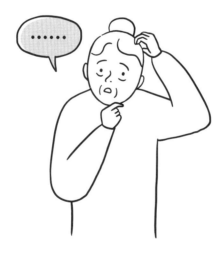

觀察、理解、積極治療失智症的重要性

隨著失智症進展到不同階段,患者的精神和行為症狀會變得多樣化,但實際情況因人而異,多少有些不同,故無法用制式的照顧法來簡單概述之,不妨從旁多觀察他的病程發展,再適時調整,靈活應對,才能盡快找出與失智症家人的相處之道。

前文提過,失智症的病程變化大多是緩慢的,中間的階段轉變不會有明顯的跡象,而是漸進式、流動性的,其中「輕度認知障礙期」和「輕度失智症期」是治療的最佳黃金期,若能積極治療和陪伴,將有效延緩病程走到中期。但無論在哪個階段,事先理解症狀表現對於患者和照顧者都至關重要,因為有助於制定適切的應對策略,適時提供支持和協助調整食衣住行,以確保失智症的家人充分感受到關愛與尊嚴。

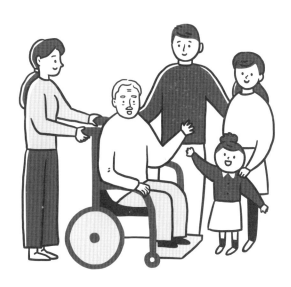

失智症常見的12種精神行為與應對處理

❶ 妄想：

妄想是失智症者常見的症狀，他們可能有虛構的信念或想法，與現實不符。這可能包括對周圍人的猜疑、誤解情況，或擔心被害等等。

➕ 處理方法：

· 不要直接反駁或否認其妄想，而是以同理心先聆聽他們的感受。
· 提供確實、冷靜的事實，但不要強迫他們接受。
· 創造穩定的環境，減少不必要的變動，以減少焦慮。

真實個案

　　82歲的陳奶奶在年初跌倒，經由醫師診療後，建議她可以恢復正常行走，但奶奶從此變得小心翼翼，深怕再次跌倒而減少出門交際。初期，一同活動、話家常的朋友們還會來家裡邀請奶奶外出，但被陳奶奶拒絕幾次後，大家也就不再勉強。爾後奶奶深居在家，家人聘請了照服員於平日白天陪伴照顧她。直至入秋、奶奶常告訴媳婦，猜忌照服員趁她睡覺時偷捏她，因為時不時在腿上發現瘀青，為此，奶奶的兒子在她房裡裝設隱藏式攝影機，觀察了一週也未看出什麼端倪，直至有次陪奶奶到至醫院就診時，與醫師談及近期奶奶的狀況，醫師依據奶奶的互動反應，建議進行失智症評估，這才發現她已邁入了輕度失智症期。

教授專業解讀！

　　這個案例屬於比較輕微、半典型的妄想表現，因為尚處於輕度失智症期。失智症者中更常見的妄想多半是「偷竊」，先開始懷疑自己身邊的錢、印章存摺等有價東西不見了，接下來可能懷疑不見的東西被照顧者或家人偷了。最嚴重的妄想甚至是懷疑自己的食物遭人下毒，進而出現拒絕進食的行為，而拒食後還會引發身體機能下降、營養不良等一連串問題。當家中的失智症者出現妄想行為時，先別急著和他爭辯或糾正他說的話，建議先順勢安撫。例如，失智症長輩說發現錢不見了，就由家族中他最信任的人陪他一起找，例如兒女或其他主要照顧者，當下先讓當事人感到安心是最重要的。

芳療師臨床應對及話術！

　　通常這種「東西不見了」、「被偷了」的狀況只要出現過一次之後，之後就會三不五時上演，不少家屬都深感困擾。除了選一位最信任的人陪失智症者找，有時需要小道具來配合，例如他說存摺不見了，就預先放一本存摺放在某處，陪他一起找出來，讓他實際看到；如果他說有小偷來偷東西，可以先問問他：「你覺得小偷是怎麼進來的？」跟他一起把窗戶關上，把門鎖緊，然後對他說：「門窗都鎖好囉，這樣之後小偷就不會進來了。」需要跟他站在同樣的角度來處理，好讓他獲得安心感，然後再透過其他話題來轉移他的注意力。

❷ 幻覺：

幻覺是錯誤的感知，可能是視覺、聽覺或其他感官的錯誤訊息，也就是說，失智症者可能看到、聽到或感覺到不存在的事物。

➕ 處理方法：

· 不要嘲笑或試圖導正他們的幻覺，而是與他們討論當下感受。
· 創造建立寧靜的居住環境，減少可能引發幻覺的刺激。
· 需諮詢醫師，確保沒有其他潛在的健康問題。

真實個案

　　在一次志工療護時遇到 69 歲的張大哥，他對著無人的角落頻頻微笑，還跟我一同前去服務的學生說：「剛剛跟我說話的小姐好漂亮！」讓學生們十分驚恐，不斷四處探看，在一旁的社工趕緊過來解釋張大哥的狀況，才平息了學生們的擔心。由於失智症者腦部的神經系統形成錯誤的傳遞或判斷，故有時會自覺聽到、聞到或者看到非現實層面的事物，就像課堂上曾有女性長輩在團體用餐時大喊：「廚房失火了！」她緊張地說聞到濃烈的燒焦味，儘管大家好言相勸，仍無法安撫她的躁動心情，直到攙扶她走到廚房親自確認沒開爐火，這才了解真實現況並安心歇下。

教授專業解讀！

　　失智症者很容易把舊時回憶和當下時空重疊，形成錯誤的感知，這位個案就是很典型的例子，他忘記親人已經過世，把以前的互動回憶錯置到現在的認知時空裡，彷彿是在時光旅程中迷失的旅人。有時候失智症者也會因為看到家中的某項物品，觸動腦部某處神經皺摺，使得過往與生命中重要親人的互動浮現眼前，甚至能展開對話。會出現這樣的情況，其實是他忘記了這位親人早已離世，但記憶還停留在過去相處的時間裡。這時候照顧者可以平靜地問：「你現在看到誰，你們說了什麼話？」引導他主動敘述情境，等紓解完這段記憶就好了。若家人罹患的是路易氏體失智症，據統計，當中有八成的人也容易出現幻覺，家屬與照顧者宜多加注意。

芳療師臨床應對及話術！

　　失智症的幻覺多結合虛幻的感知，包括不存在的幻聽、幻視或氣味與碰觸等等。我在臨床照護上就聽過患者女兒抱怨，罹患失智症的媽媽總在半夜起床上廁所時驚聲喊叫，直說廁所裡有大蜘蛛。前幾次全家人都認真地一起幫她找，但就是不見媽媽說的大蜘蛛蹤跡，直到把她帶到廁所，她指著空無一物的桌面喊說：「蜘蛛佇遐，恁攏看無嗎？」家人這才發現狀況嚴重，隔天一早趕緊帶媽媽帶到醫院。其實這時最好的方式是陪她演戲，拿個罐子或紙盒做出蓋住蜘蛛的動作，再跟長輩說蜘蛛已經抓走了，會比強行與她爭論沒有蜘蛛來得有安撫效果喔！

❸ 激動／攻擊：

失智症者可能因為認知障礙和情緒不穩定而出現激動、煩躁和攻擊性行為。

➕ 處理方法：

‧照顧者和家人需保持冷靜，避免激怒或加劇情緒振盪。
‧分散注意力，轉移注意力到其他活動或事物。
‧創造安全的環境，避免可能引起情緒激動或刺激的物品。

中度失智的黃奶奶剛被家人安排住進養護中心，因為她已數次攻擊同住且大她 10 歲的爺爺，每當事件發生時，奶奶總顯現得情緒高張，說著婆婆刁難虐待她的陳年往事，說起爺爺總沒能在第一時間保護她，到現在仍一直嫌棄她。雖然這樣的情緒暴衝有歇息和緩的時候，但反覆發作的狀況在換季之際更為彰顯。直至最後一回，黃奶奶在氣憤之餘拿起廚房的擀麵棍往爺爺的頭上敲下去，好險老人家力氣小，爺爺當下沒有受到多大傷害，但這樣的重大事件已經嚇壞了兒孫們，在家庭會議後決定把黃奶奶送到養護機構，由專業人士來照顧。

教授專業解讀！

　　失智症者會產生攻擊行為，很多時候是因為「不認得家人」，他們覺得「有陌生人入侵了生活領域」而感到緊張，為了保護自己的領域才有攻擊行為。如果當下與患者爭執，從失智症者的角度來看，當下感覺是「眼前的陌生人正在對我咆哮」，也因此被激怒，而出現攻擊行為自我防衛。為避免這種狀況，要儘快「阻斷」讓他生氣的原因，當他不記得親人而焦躁時，立即請該位親人暫時離開現場；當他對某個環境喪失安全感時，改由他信任的人在旁陪伴，或直接帶離原本引起不安的場所。若失智症者以往就出現過攻擊行為，要特別注意減少生活空間裡的物品，例如把易碎品改為不易破損的材質，避免放置能當成攻擊物的東西，減少雙方受傷的可能。

芳療師臨床應對及話術！

　　當失智症者開始認不得親人的時候，很多親友都會用「猜猜看」的遊戲，一直問患者說：「你知道這是誰嗎？」有的人還會一直重複問，這其實是惹惱失智症者，他會覺得對方不停地詢問相同問題是在捉弄自己，感覺到被挑釁，以致於不耐煩而開始生氣，有些人更因此產生攻擊行為，所以一定要避免問失智症者這樣的問題。當失智症者的認知已經退化到無法辨識親人的程度時，並不會因為你多問幾次這種問題，就能喚醒他的記憶，不妨改為順著他的話發展，甚至在必要時扮演成他認為的那個角色，是比較理想的方法。

④ **憂鬱／情緒不佳：**

失智症者因為對自身能力喪失而感到挫折和無助，出現心情低落和憂鬱的情緒。

➕ **處理方法：**

‧提供情感支持，鼓勵表達當下情感，但不要強迫他。

‧創造能帶來愉悅情緒的活動和環境，幫助提升正面感受。

‧考慮諮詢專業心理師或醫師建議。

真實個案

　　56歲的黃大姐於去年初確診為早發型失智症患者，近年來，她的行為異常，從初期隨行物品頻繁遺失，到執行家務時總會突發性斷片，常遺忘原本手上在做的事情，導致危險狀況叢生。例如慢性處方藥品未吃或者重複吞服；出門前忘記關門，以致門戶大開，或任由爐子上的鍋子乾燒就外出採買。這些事件不僅讓鄰居頗有微詞，家人也掛心叮嚀，加上內心自我譴責的害怕使得黃大姐內心越來越擔憂。日常生活能力的喪失讓她深感挫折與無助，情緒也因此鬱悶而萎靡不振，終日深居簡出、鮮少開口說話，也推卻了人際間的互動和交流機會。

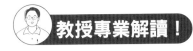

教授專業解讀！

在現今繁忙的工商社會裡，人與人之間的距離不如以前親近，在以前的農村時期，鄰居們常在大樹下聊天、喝茶，互動機會多，常與人談話和相處有助於練習思考、口語表達能力。罹患失智症的人容易否定自我，進而產生憂鬱的情緒，所以讓他們維持人際關係是重要的。最好的方法是多陪失智症者聊天，在談話中多給予肯定鼓勵的話語，若有他能自己完成的事情就讓他自行完成，不用所有事情都過度幫忙打點，無事可做有時反而讓失智症者覺得自己一無是處。除了陪伴聊天，帶他外出走走、曬曬太陽、做些運動、參加為失智症者們設計的團體活動等等，都是能舒緩憂鬱情緒的好方法。

芳療師臨床應對及話術！

如果失智症者的情緒常處於憂鬱狀態，請積極就醫，先透過醫師的專業判斷只是心情不好，還是需定期服用憂鬱症藥物進行治療。除了就醫，大部分失智症者的憂鬱表現可以透過陪伴、外出活動來改善低落的情緒，感受到自己是「被重視」的。以往接觸不少個案時都發現，有些失智症者在清醒時，能回想起他在不清醒狀態時，別人跟他說的具有攻擊性或殺傷力的話語。因此，無論失智症者處於清醒或不清醒，都應該用尊重的態度跟他溝通，千萬別以為他搞不清楚狀況或記不起來，就隨意出口傷人。

⑤ 焦慮：

失智症者對於生活的不確定性和環境變化的恐懼而感到焦慮。

➕ 處理方法：

· 提供充足的安全感，確保穩定無虞的空間環境和日常生活。

· 經常讓他們深呼吸、放鬆練習和舒緩活動皆有助於減輕焦慮。

· 與醫師討論是否需要藥物協助。

真實個案

　　洪爺爺長年住在長子家，由兒孫扶養，但去年初，兒媳婦有次意外踩空跌倒，讓家人不得不與爺爺商量，暫時讓爺爺搬遷至安養院區居住。雖然位於郊區的院所被綠地環山圍繞，十分清幽，為居住長輩們所安排的活動課程更是琳瑯滿目，住民朋友也很和善，但爺爺總有一種莫名被遺棄的感受，所以對新環境總難以適應，時不時擔心兒媳的復原情況，更害怕在院區住久了，兒子會不會忘了帶他回家？日復一日的焦慮逐漸形成恐懼，於是洪爺爺開始夜不能眠，三餐進食情況也大肆銳減，他逢人就問：「我兒子來帶我了嗎？什麼時候可以回家？」

教授專業解讀！

　　焦慮和憂鬱是雙胞胎，經常伴隨著同時出現。失智症者的焦慮行為很常出現在傍晚時分，故又稱為「黃昏症候群」，或日落症候群（Sundown syndrome）。除了焦慮，也常出現躁動、不安、踱步、沮喪等行為表現，比較嚴重時，還會造成睡眠問題，變成晚上睡不好、白天卻處於昏睡狀態，導致日夜生活作息被打亂，甚至連吃飯、刷牙、洗澡的規律都混亂了，連帶增加了家人與照顧者的負擔。想改善這樣的狀況，就需幫助失智症者調整回到正常穩定的作息，並透過熟悉的環境來建立他們的安全感，避免產生焦慮的機會。

芳療師臨床應對及話術！

　　若是輕度、仍可溝通的失智症者，每當出現焦慮情緒時，不妨教他們調整呼吸來舒緩心情。當人體吸氣時，會提振交感神經，建議在早晨時分多做深呼吸的練習，好好地大口吸氣；晚上時分，則透過吐氣練習，啟動副交感神經放鬆、釋放壓力。除了單純的吸氣吐氣動作之外，也可用小道具來輔助，像是請長輩吹風車，當成小遊戲，讓他們輕鬆增加吐氣頻率，或簡單使用紙袋練習吸氣吐氣。想減緩患者焦慮的心情，還可準備他們喜愛種類的花茶沖泡飲用，植物的天然香氣有助於和緩心緒；或是睡前用溫熱水泡腳、加上精油按摩等方式，能幫助肌肉放鬆、情緒穩定。

⑥ 異常亢奮：

失智症者出現不正常的亢奮行為，例如不停移動、手舞足蹈。

➕ 處理方法：

・為他們安排簡單的運動，像是居家伸展操、到公園或家附近散
　步，有助於釋放能量。
・創造安靜和放鬆的居住環境，也能有效平靜情緒。
・考慮諮詢醫師，排除是否有其他健康問題。

　　剛過 88 歲生日的張爺爺被診斷為中度失智已達半年，爺爺的精
神狀況在這段期間每況愈下，時而蜷縮在房間一角，不吃不喝也
不理人，時而大吼大叫，全然不管是白日或者黑夜。張爺爺的媳
婦深怕 2 歲的女兒受到驚嚇，帶著孩子回娘家住，獨留爺爺的兒
子一人苦苦守候年邁失智的老父親。因為季節變化所致，張爺爺
躁動亢奮的頻率倍增，常擾得樓上鄰居半夜開窗大吼：「吵死了！」
兒子不得不求助醫師，請醫師開些安眠的藥物，至少讓爺爺半夜
好好睡，別再打擾到鄰居，但服用藥物後的爺爺卻在白天出現嗜
睡，甚至略顯神智不清，兒子嚇得緊急將老父親送急診。

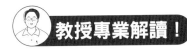

教授專業解讀！

　　會造成異常亢奮的原因是神經系統過度活躍，這種往往是失智症者無法自我控制的行為，會將喜怒哀樂這類感覺異常放大，例如突然講話很大聲、開心地不停手舞足蹈，或沒來由的突然放聲大哭等等。面臨這種情況時，可以試試讓長輩聆聽流水聲、蟲鳴鳥叫等大自然音樂來安撫他，讓亢奮的神經漸漸穩定下來；有些失智症者的視覺比較敏感，也可改成觀看大自然景色的影片來安撫情緒。若有機會的話，不妨多帶長輩去森林園區、樹林多的公園走走，吸收大自然的芬多精、陰離子，常接觸大自然會有很好的身心療癒功效。

 芳療師臨床應對及話術！

　　當失智症者出現異常亢奮的情緒時，往往處於不易與外界順利溝通的狀況，這時候可以用「聞香」的方式協助穩定情緒。像是利用擴香儀、擴香，讓木質調香氣擴散於空氣中，例如檀香、檜木、松柏等等，據研究指出，這類香氣能讓心緒趨於沉穩，具有安定效果。如果長輩本身就有習慣、喜歡的香味，也可以成為安定他心情的好處方，像有些人喜歡明星花露水或柑橘類的香氣，就可以在他情緒異常亢奮時，噴灑一點明星花露水於空間裡，或邀他一起剝些橘子吃，一方面透過香味來安撫，同時轉移注意力，讓他們從亢奮的情緒中抽離出來。

⑦ 冷漠：

失智症者表現出對周圍事物的冷漠和興趣喪失。

➕ 處理方法：

· 和家人們共同創建具有情感共鳴的環境，鼓勵他們多多參與有意義的活動。

· 持續提供他們關愛和關注，幫助患者感受到自己的重要性。

· 和患者討論他個人有興趣的話題。

真實個案

　　患有失智症的廖奶奶被兒子要求就醫看診，但奶奶在候診室不耐久候，頻頻起身想回家，兒子只能不斷說服她坐著，並請護理師協助盡快安插號次。好不容易終於進入診間，奶奶仍無視醫師的問話，兒子只好開口說道：「我媽這半年都窩在家裡，很少與人接觸互動，甚至不太開口說話，連原本喜歡的人事物都忽然沒了興趣，這有違她原本活潑好動的個性，讓我們很擔心。」整天陪伴她在家的媳婦也十分擔憂，每日總得好說歹說，才能換得廖奶奶的隻字片語，他們很怕她是不是得了憂鬱症。進一步診斷後，醫師說廖奶奶的失智症評估變嚴重，這或許就是導致她變得冷漠且喪失生活興趣的主因。

教授專業解讀！

　　一般來說，大約有四成的失智症者會有冷漠的表現，其中最常出現在血管型失智症者的身上，這類型患者是因為腦部受損而影響到感官，屬於病理性的冷漠表現。若想幫助他們改善，最好的方式就是找出當事人感興趣、會讓他感到快樂的事情，並時常鼓勵或直接陪他去做，冷漠的表現就會慢慢消失。像有些長輩從年輕時就喜歡下象棋，不妨抽空多陪長輩下棋，有時適時放水，讓長輩多贏幾次，讓他從象棋遊戲中累積成就感和自信心，有助於心情保持愉悅，漸漸消除冷漠的表現。

 芳療師臨床應對及話術！

　　除了因為血管型失智症而產生的病理性冷漠表現之外，還有一種冷漠是「心理性冷漠」，這類患者大多長期被家人忽略，平時就缺乏陪伴，或是患者覺得自己身心狀態大不如前，慢慢地從孤單、憂鬱，演變到對凡事都不關心的冷漠狀態。

　　想改善這種心理性冷漠的表現，就需要貼心陪伴，陪他一起吃飯（用餐時，可準備些小道具，打造用餐前、後的儀式感，以增加食慾）、閒聊感興趣的話題、一起完成他感興趣的活動等。現在有些安養中心也會安排一些簡單的手作活動，讓失智症的長輩們參與，並且從其中找到樂趣，也有助於減少冷漠的表現。

⑧ **失控：**

失智症者因為無法理解和應對周圍環境的變化而失控。

➕ **處理方法：**

‧營造穩定的生活環境，讓周圍的人事物盡可能不要變動。

‧安排結構化和有規律性的日常生活，幫助他們預測和適應變化。

‧避免突然的、劇烈的環境變化，若不得已，請提前和失智症者好好溝通並逐步引導他們適應。

真實個案

　　52歲的陳大哥是輕度偏中度的失智症者，因為理解及認知能力皆漸趨混亂，讓同住家人飽受困擾。曾經在寒冷冬季裡，陳大哥穿著短衣短褲就要出門去，家人要他穿上厚實衣物保暖，他卻爆氣怒吼家人：「大熱天的，幹嘛要穿那麼多！」強行外出的結果換來當夜受寒發燒；在半夜裡，他有時會開窗向對門的朋友大喊來家裡下棋，而且次數在某些時節越發繁複，搞得附近鄰居抱怨連連。每次家人關窗阻攔時，總讓他氣急敗壞，甚至失控搬桌椅敲打牆壁，有一次還引來巡邏員警關注。長期下來，同住家人實在身心俱疲，正考慮著是否該尋訪相關養護機構，讓陳大哥獲得較合宜的專業照護。

教授專業解讀！

　　失控和焦慮一樣，都屬於黃昏症候群患者會有的情緒表現，通常在失控之前會先有生氣的反應，所以最好的解方就是在患者生氣的當下就先安撫他。為避免常發生此狀態，首要提供一個穩定有安全感的環境是最重要的，包括固定的照顧者（可以有主要照顧者、第二照顧者，但平時都要經常出現，好讓患者感到放心）、熟悉的生活環境、規律的日夜作息，這些都能讓患者產生安定感，如此一來就能大幅降低因為陌生而衍生出焦躁、生氣、情緒失控的頻率。

 芳療師臨床應對及話術！

　　當失智症者進到失控狀態時，無論採用呼吸法、聽音樂或做喜歡事情的任何安撫方式都會失效，唯一能讓他穩定下來的方式是：「找出當下讓他失控的原因」。但通常失控時，患者處於情緒不穩定而無法順利表達、講不清楚，就會越來越心急，而照顧者也可能因為溝通不順利，開始覺得不耐煩，使得雙方溝通互動更加不順。這時候需仰賴照顧者本身的耐心，先用平靜語調引導患者，順著他的話語做回應即可，千萬別用自己的認知跟他解釋是非對錯，這無法讓失控狀況盡快平息下來。此外，平時若有患者特別喜愛的人，如兒女或孫子孫女，可以請他們出面溫和溝通，或透過視訊電話安撫，也是好方法。

⑨ 易怒／情緒不穩定：

失智症者的認知功能受損和情緒變化會使他們變得易怒不穩定。

➕ 處理方法：

· 採用和緩語調安撫、溝通，盡可能保持冷靜，避免激怒或加劇情緒升高。
· 分散注意力，轉移患者的注意力到愉快的事物上。
· 提供情感支持，確保他們感受到被關愛。

曾經是大學教授的張奶奶近年因不滿同住媳婦而時常破口大罵，媳婦每次講起和婆婆的互動總備感委屈。她說，婆婆近年失智使得性情大變，對任何事情都表現得極為不滿，時不時就挑剔，甚至會口出惡言唾棄她。有時她看到窗外風和日麗，主動想帶婆婆到戶外走走，走著走著，婆婆有時會突然大發脾氣，說她累了，為什麼要帶她出來？立即要大家帶她回家；但在家連續待個數天，她也會因為待在家裡過久而生氣，說家裡空氣不好、說家裡沒有陽光，說媳婦關著她，就是存心要讓她發霉等等，各種謾罵屈辱讓媳婦決定不再容忍，和先生溝通，希望趕快解決，否則就要離婚。

教授專業解讀！

　　通常，易怒是有原因造成的，比方有人做了患者不喜歡的事情惹他生氣，也可能是因為突然想起過去某個片段回憶而感到生氣，但比起失控的情緒，怒氣相對來說比較容易安撫。當長輩出現憤怒情緒時，照顧者要用更冷靜的態度去面對，先用問題引導他說出生氣的原因，耐心聽他抱怨，順著他的話回應，記得盡可能不加入自己的想法。若引起他生氣的那個人剛好不在現場，就可以回答：「好！我會跟他說，讓他知道你對這件事不開心。」用客觀態度讓他感受到你的同理心，慢慢地等他發洩完所有想說的話之後，自然就不生氣了。

芳療師臨床應對及話術！

　　面對失智症者生氣時，可以用他喜歡的香氣或音樂來安撫情緒。或在溫熱水中滴些有助於放鬆的精油或用藥草包，讓他泡泡手腳，冬天時則可準備電熱毯讓患者充分保暖（但請留意溫度，以及最好有自動斷電的安全裝置）。因為身體暖和能讓心情平穩，趁這時引導他去做喜歡的事情，藉此轉移怒氣。

　　平時跟失智症者相處時，請多用「讚美」、「鼓勵」的方式讓他們感受到被肯定、被關愛著。在臨床照護上，我們發現不少長輩都很喜歡收到禮物的感覺，有時可以準備一些小點心、小禮物當成獎勵，都能讓他們感到開心。

⑩ 出現怪異（或重複）動作：

失智症者會出現重複性的動作，如不停地走來走去、一直開門關門、說重複的話等等。

➕ 處理方法：

· 確保失智症者所處的環境或空間足夠安全，加強預防跌倒的措施，以減少可能受傷的風險。

· 提供有助於減少焦慮的重複性活動，如撫觸按摩、陪他唱歌等。

· 進行需要重複性動作的活動，例如伸展運動、物品的簡單組裝與拆解、唱歌等。

真實個案

罹患失智症已 6 年的 79 歲高爺爺，近日行為怪異，時常翻箱倒櫃把塞在抽屜裡的陳年物品搬出來，口中還念念有詞地說：「怎麼找不到？怎麼找不到？」但當家人問爺爺在找什麼時，他也無法說出個所以然，只是重覆說著「怎麼找不到？」每次發生這樣的情況時，總要延續 50～60 分鐘，直到他累了或者忘記的時候才會停歇。家人曾試著幫他把抽屜裡的物品放回去，或稍微制止他的行為，就會讓他更顯焦躁，有時還會直接驚聲尖叫。近期讓家人更難以忍受的是，高爺爺會徒手抓著自己的糞便，隨手塗在牆上或床上，有時未能及時更換爺爺排泄在尿布裡的糞便時，下一秒房間裡就可能遍佈黃金，讓家人十分頭疼。

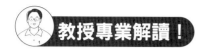

教授專業解讀！

　　怪異（重複）動作跟黃昏症候群有些類似，也是神經系統錯判的反應之一，屬於無法自控的行為，但每個人表現的方式不太一樣，有些人會喃喃自語；有些人會走來走去，情況更甚者，會在衣櫥裡便溺、男性長輩在無意識狀態露出下體等等。有些長輩的怪異行為則是傷害自己的身體，曾經遇過一位長輩個案，會不停地抓身體的同個部位，直到皮膚破皮流血仍無法停止，這時只能用比較強烈的手段，強制他戴上防抓手套，或是用柔軟的布綁起來。這些怪異行為大多不易被糾正，只能靠照顧者更細心協助，打造避免失智症者受傷的安全生活空間。

芳療師臨床應對及話術！

　　出現怪異行為的失智症者有些類似強迫症，在無意識狀態下不停重複做某件事情或某個動作。這時，可讓他們做別的重複性活動來轉移與減少先前的怪異行為，例如玩樂高、積木、拼圖，或是唱卡拉OK。一開始需要多陪他們嘗試幾種活動，再從中找出有興趣的一兩種。

　　但有些無法控制的怪異行為的確會影響陌生人，卻又無法改善。此時唯一能做的事情就是直接和被打擾到的人道歉，主動表明是因為失智症造成的無意識行為，而非當事人故意而為，基本上能獲得大多數人的善意回應。

⑪ 睡眠模式改變、夜間遊走：

失智症者的睡眠模式受到干擾或和以往不同,有些人則會在夜間遊走。

➕ 處理方法：

・為失智症者創造安靜、舒適的睡眠環境。
・陪他們建立規律的日常活動和睡眠時間表。
・考慮減少或限制咖啡因和刺激性食物的攝取。

　　胡爺爺的太太說他第一次夢遊是在睡夢中,幸好她當日淺眠,有聽到窗戶滑動的聲音,一睜開眼就看到爺爺站在靠窗的椅子上,一腳已經要踩在已打開的窗沿上,當時奶奶立馬驚醒,奮力衝過去,雙手緊緊拉著爺爺的衣服,嘴裡一邊喊著兒子快過來。兒子衝進房間後,趕緊抱住爸爸並強力攬下他,從那時之後還發生過數次,每一次都驚恐連連,就算狀況暫時解除,卻又擔憂著下一回不知道何時會再發作,尤其同房的奶奶已經許久不敢熟睡,就怕讓爺爺又置身在危險之中。

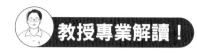 **教授專業解讀！**

夢遊是失智症長輩較為少見的症狀，但如果家人會夢遊，就得特別小心門窗或加強夜間守護。會造成失智症者睡眠出現狀況，有時可能是藥物所致，因為有些藥物在白天服用後，患者的活動力會減退或覺得昏昏欲睡，這部分請醫師調整藥物就能改善。照護者可協助他們提高白天的活動量，並營造舒適的睡眠環境，以提升夜間睡眠品質。至於無意識的夢遊就具有危險性，最好有人在旁陪睡，睡前先把門窗鎖好、在床邊放個便盆，讓長輩半夜起床能使用。但睡眠陪伴對照顧者來說相當辛苦，會影響睡眠品質，會建議採用「喘息服務」，好讓照顧者適度休息。

 芳療師臨床應對及話術！

專業的失智症照護單位多半會事先取得家屬同意，才採用綑綁固定患者手腳的方式，為避免他們夜半夢遊而發生危險，這是在安全前提下的最佳方法。但對於選擇居家照護的家庭來說，家人通常捨不得而不願意執行。建議照顧者讓患者在白天規律曬太陽和運動，利於消耗體力，並營造出日夜差異，夜晚較好入睡，同時避免睡前的活動過度活躍，大約花半年到一年做調整，就能漸漸看到成效。在芳療照護的部分，利用木質調或岩蘭草精油的空間噴霧或擴香來輔助，以香氣安定患者睡前的身心狀態、較易進入深層睡眠，減少夜半醒來。

⑫ 食慾／飲食行為異常：

失智症者因為認知障礙或生理變化，而出現食慾不振或飲食異常的情況。

➕ 處理方法：

· 提供營養豐富的食物種類，確保日常飲食均衡，必要時也可尋求營養師建議。

· 舒適的用餐環境準備很重要，能避免用餐時分心或感到焦慮。

· 若飲食狀況實在異常，請諮詢醫師，確保沒有飲食障礙症等其他健康問題。

真實個案

　　住在安養中心的王奶奶是院區內住得最久的住民，隨著年歲漸長，行動力及注意力都大不如前，其中最讓照服員困擾的是她的用餐狀況，有時剛吃完飯，奶奶會到食堂再次拿起碗筷，照服員問奶奶怎麼了？奶奶會說她要來吃飯，若告訴她，她已經吃過了，初期奶奶還會放下碗筷說：「對吼！我吃過了！」但漸漸地，奶奶不再相信照服員的話，轉而深信自己沒吃過，甚至跟照服員理論起來，說她沒有吃、說她肚子餓，還會跟前來探望的親友說院區都沒讓她吃飯、每天肚子餓，為此還曾有家人到櫃檯投訴理論，照服員們每每提及此事，都深覺困擾，不曉得該怎麼處理才好。

教授專業解讀！

　　會造成失智症長輩飲食異常的原因很多，例如缺乏辨識食物的能力、沒食慾不想吃、手部小肌群的退化導致無法順利操作餐具、咀嚼吞嚥困難等等。要改善長輩的飲食異常之前，建議先弄清楚原因，若是生理性的飲食異常，像是吞嚥困難、餐具操作困難，可透過進食訓練改善，或改由他人餵食，或調整食物的軟硬度或烹調方式、調味等等。如果是沒食慾，可以設計餐盤裡的食材配色盡量多元或豐富、塑造良好的用餐環境，例如放輕柔音樂、舖上喜歡的餐墊或選擇喜歡的餐具，都是改善食慾的方法。最重要的是，別讓長輩獨自吃飯，除了是擔心噎到的安全考量外，有人陪伴患者一起用餐時，他們食慾會比較好，政府近幾年大力推行的「老人共餐」，就是很好的方式。

　　針對「吃過就忘」或「食慾過於旺盛」的失智症長輩，可以列個每日三餐表格，當他用餐完畢，就陪他在紙上打勾、蓋章，或是拍照、錄影留存，當他問起時，就拿給他看，溫和地告知他已經吃過了，可以放心。

芳療師臨床應對及話術！

　　如果發現長輩的食慾問題來自於生理狀況，像是牙口不好、肚子脹氣等等，比較容易處理，只要找出並更換不易脹氣的食物種類、

調整食物軟硬度等等，解決之後，食慾自然會變好。如果有時間，多嘗試提供不同的料理種類，或適度增加一些他們喜歡的食物，也能增加進食意願（但仍要留意整體營養均衡，同時避免提供高鹽、高糖、高油食物，為患者的飲食健康把關）。

如個案中的王奶奶，有些失智症長輩會忘記自己已經吃過了，不停地想吃東西，此時若是一味地滿足他，易導致進食過多，長久下來易造成體重失控，這點需要家人彼此幫忙留意。不妨讓他們在正餐之外吃一些要剝殼的堅果類當點心，或陪他們在飯後外出散散步，以轉移注意力。

以上12種外顯症狀在不同失智症者身上仍有所差異，得倚賴主要照顧者和家人們長期用心觀察，因為每位失智症者都是獨特的，應根據個體需要制定適合的應對策略為佳。理解和處理失智症者的行為症狀需要家族成員們的同理心、強大耐心和尋求專業人士的指導，並積極尋求專業醫療協助，以確保失智症者得到最適切的關愛、支持和生活品質。

當家人失智時，初期需要調整什麼？

安排主要照顧者和其他家人的角色

失智症者的「主要照顧者」和其他家人在提供支持和照顧方面扮演不同角色。以下是他們在照護過程中的角色和貢獻：

❶ 主要照顧者：

通常是家人中最直接受影響的人，他們可能是配偶、子女、兄弟姐妹等等。他們的角色包括：

・**提供日常照顧**：包括飲食和運動、個人衛生、健康管理等等。
・**管理醫療事務**：他們需要與醫療專業人員合作，確保患者接受適當的健康照護。
・**處理情緒與行為症狀**：主要照顧者需要理解和應對失智症者的各種症狀，並提供情感支持。
・**安排社交活動**：保持社交聯繫對於失智症者的心理和情緒健康至關重要。
・**好好照顧自己**：這塊往往是被忽略的，主要照顧者也需要關注自己的身心健康，避免照顧過程中常感到疲憊和壓力。

❷ 其他家人：

雖然他們可能沒有像主要照顧者有那麼直接的責任，但需要他們多方面的支持，主要照顧者才能藉此好好照顧失智症者。

- **提供情感支持：**其他家人需提供失智症者和主要照顧者情感上的支持，這非常重要，避免產生孤單無助感。
- **參與照顧協助：**其他家人在某些時候得提供實際照顧，分擔主要照顧者的壓力，同時讓主要照顧者也能顧及自己原有的生活。
- **幫忙日常事務：**若能幫忙處理家務事務、購物…等，會確實減輕主要照顧者的負擔。
- **參與決策：**面對重要的醫療和照顧決策時，其他家人也一同討論，提供意見和支持，共同制定整個照顧計畫。
- **鼓勵參與活動：**其他家人要常常鼓勵失智症者參與團體活動，幫助他們保持社交關係和身心健康。

一旦家中有人失智，照顧計畫就需要整個家庭的合作和支持才能順利進行，彼此商量協調如何互助，並非主要照顧者一個人的事。透過共同努力，可以確保失智症者得到適當的照顧和關愛，同時也保護主要照顧者的身心健康和原有生活，避免主要照顧者成為家中的第二個病人。

對於失智症家人的理解、尊重與支持

　　有些人以為失智症者的記憶會越來越淡，認為無論對他們說什麼或做什麼也不會記得，這是非常不好的應對方式。保有對於失智症者的尊重是至關重要的，必須維護他們的尊嚴、情感和獨立人格。面對失智的家人或親友，我們都應該建立以下的正確心態：

❶ 用尊重的態度溝通：

與失智症者溝通時，請使用平和的語氣和肢體語言，保持耐心和尊重對他們對話，尤其不要在他們面前討論他們的情況，避免讓他們感到尷尬或困擾。

❷ 正視他們的身分：

經常使用失智症者的尊稱或名字，讓他們感到被認同和尊重。避免稱呼他們為「病人」或其他貶低的詞語。

❸ 尊重他們的意願：

在可能商量的情況下，需尊重失智症者本人的意願，也適度讓他們參與日常活動的選擇，藉此增加自主感。

❹ 體貼個人隱私：

尊重失智症者的隱私，不要在他們面前討論敏感話題。在協助他們進行個人健康照護時，也要保持尊重和維護該有的尊嚴。

❺適應他們的節奏：

與失智症者進行交流或活動時，務必拿掉一般認知的框架，換個角度去適應他們的節奏和能力。請給予他們足夠的時間，避免催促或加快步調。

❻鼓勵他們自我表達：

鼓勵失智症者多表達自己的想法和感受，即使他們的表達可能力不太清晰，但是聆聽他們的心聲，能讓他們感受到被重視。

❼安排有內容的日常生活：

失智症者仍需要日常生活安排及社交，而非長期臥床或什麼都不讓他們做。家人需共同討論能為失智症者安排哪些他們喜愛的日常活動，如畫畫、聽音樂、散步、閱讀或簡單手作等等。

❽避免嘲笑和批評：

不宜當面或私下嘲笑失智症者的行為或言論，也不要批評他們的能力不如以往。用耐心和理解去接受他們的世界，維護患者的自尊心和感受。

❾陪伴和支持身心：

尊重失智症者的需求，積極給予身心支持和情感陪伴，如果不確定能為他們安排哪些活動，可以尋求專業人士的建議和協助。

❿學習關於失智症：

學習有關失智症的知識（可以的話，除了主要照顧者，其他家人也要一併學習，在需要時才能彼此協助），理解其精神和行為症狀和預期面臨的挑戰為何，就能更有同理心去支持失智症者的需要和變化。

　　無論失智症者是什麼性別、身分、家族輩分，都需溫暖包容、家人支持和關愛的環境，才能渡過接下來的人生，他們絕對有權利過有尊嚴的生活，然而這得倚賴家人們的理解和支持才能達成。

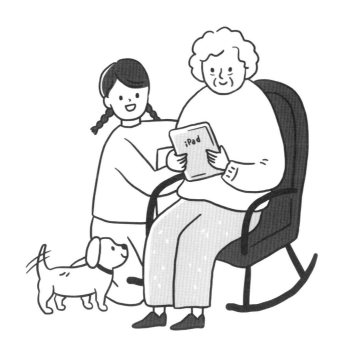

失智症者在病程中的自我成長與接納

　　失智症者在面對自己的失智症時，會經歷成長和接納的過程。這個過程對失智症者本人來說是漸進式的，同時充滿挑戰，在這個過程中，照顧者和家人們可以有方法地引導失智症者理解和接受這個疾病。

成長的階段：

❶否認和拒絕：

剛開始意識到自己患有失智症時，大多數的失智症者會感到震驚和拒絕接受。他們可能嘗試忽略症狀，或認為症狀只是暫時的。這是一個情感上的保護機制，以幫助他們應對病症初期的不安和恐懼。

❷憂慮和不安：

隨著症狀不斷進展，失智症者通常會感到越來越不安，甚至對未來感到擔憂，他們可能擔心失去獨立性、自主性和現有的人際關係。

❸探索和理解：

有些失智症者可能開始尋求更多關於失智症的知識，希望更好地理解自己的情況，他們可能諮詢醫療專業人員、參加支持團體或閱讀相關資料。

我家長輩知道自己得失智症後，一直不肯看診，怎麼辦？

　　有些長輩知道自己罹患失智症後，一開始多半會震驚而難以接受，這時家人一定要比長輩更快冷靜下來，先諮詢醫療專業人員的建議、了解正確資訊，有利於建立起耐心，後續慢慢引導長輩接受。一般來說，溝通過程往往需要花很長的時間，甚至得用哄的或鼓勵的方式，曾遇過個案的兒女有技巧地跟長輩說：「只要去看醫生，我就包個紅包給你。」或是其他能鼓勵他的方式，主要讓長輩願意持續看診。

　　很多家庭可能在面臨這個階段時，就因為跟長輩的溝通不順而感到沮喪或生氣，此時先放下「說服」長輩的執念，與其強迫他們短期內接受，不妨改以陪伴的方式來度過初期的慌亂不安。另外，也可以請家中比較具有話語權的人，或患者信任且願意聽對方說話的人從旁協助溝通。

接納的階段：

❶認識自己的變化：

隨著時間推移，失智症者可能開始認識到自己的能力和記憶正在改變。這可能伴隨著一些挫折感和悲傷，但也可能讓他們更加珍惜當下。

❷尋找新的意義：

失智症者開始尋找新的生活意義和價值，他們可能轉向日常的小事情、與親友的互動、以及對簡單樂趣的重視。在這個階段，若有家人的陪伴和安排，將有助於日後的相處和生活品質提升。

❸寬容和自愛：

在接納過程中，有些失智症者學會更加寬容地對待自己。他們可能開始放下對於過去能力的執著，改為專注於現在能做到的事情上。

❹接受旁人支持：

接納失智症也意味著願意接受旁人支持和關懷。失智症者可能開始更主動地尋求幫助，並願意分享自己的情感和需要。

❺找到平衡：

最終，失智症者可能在接納中找到平衡，既不否認疾病的現實，

也不讓疾病完全主導他們的生活。他們慢慢學會在困難中尋找希望，並從每天生活找到一些美好。

　　失智症者的成長和接納過程是非常個人化的，因為每個人的經歷都不同，此外也會因為原本的家庭關係而影響成長及接納過程是否順利。這時，照顧者及家人們的支持、尊重和理解能幫助失智症者更好地在這個過程中轉換身心狀態，幫助失智症者找到自己的力量，知道自己並不孤單，也不會失去自我和自尊，並且在面對疾病的挑戰時，仍能找到希望和意義。

 MEMO

面對患有失智症的長輩，溝通和生活上要注意什麼？

　對待家中失智症的長輩時，切忌在第一時間糾正他的錯誤，因為這樣不僅會打擊到他的自信心，也會讓他更抗拒接受自己的病症，避免太過直白的糾正和指責是良好溝通的技巧之一。多採用鼓勵、正面肯定的方式來引導他理解、接受現狀，有助於幫助他建立足夠的自信心面對接下來的生活。

　當長輩已經接受自己罹患失智症之後，家人請協助他們保有一定的社交生活，例如出門和朋友聚餐、一起唱卡拉OK、打麻將、玩桌遊…等，多多安排他們感興趣的活動，或是全家人一起出遊走走等等，最忌諱就是「什麼都不讓患者做」，這會使得病程惡化更快。就算是不適合外出的長輩，也可以幫他設計一些室內活動、和朋友定期或定時講電話談天、和家人視訊、看影片做伸展操等等。生活中各種適度刺激都能延緩失智症者太快退化，尤其是輕度認知障礙期、輕度失智症期的患者，都是延緩病程向後推進的黃金期，只要主要照顧者和家人有心且持續協助，失智症者仍能過著開心的生活。

面對失智症者的這些狀況，如何應對處理？

Q1 失智症的家人開始認不得人了，怎麼辦…

失智症者會慢慢無法認人是因為腦部病變的關係，這屬於生理上的症狀，但是無法認人可能會引發一連串的心理問題。當他們開始認不得身邊人的臉孔後，會覺得自己處於一個「這個人／這些人，我都不認識」的陌生空間裡，而且這些陌生人又一直和我說話，這讓失智症者覺得很不安，甚至可能引發焦慮、憂鬱、焦躁…等情緒。

在失智症家人認不得你的當下，只要用親切語氣聊聊天，先讓他感到安心不慌亂，或事先在身上別個名牌，寫上家人名字或是「兒子」、「女兒」等稱謂來幫助他們辨識即可。有些人會因為他們不認識自己或錯認成別人，而產生比較或嫉妒的心態，這種狀況很常見，也的確會傷到當事人的心。但請先為自己心理建設，因為這不僅是不必要的情緒，更無利於照顧失智症的家人，會忘記或錯認某個人絕非他們所願，這點需要整個家庭的共同包容和理解。

Q2 失智症的家人一直買重複的東西囤積在家裡…

不只失智症者，一般人也容易有重複購買相同商品的行為，這其實是一種匱乏感、缺乏安全感的表現。可以在失智症家人買東西的時候，在紙張上畫表格做記號，寫下數量和購買日期讓他看。萬一下次想再買同樣東西時，就拿出記錄，讓他知道家裡還有存貨可以安心，無須再買。

失智症的家人開始無法辨識文字，怎麼協助…

失智症者會慢慢喪失對於文字的理解能力，但我們可以改用「照片」、「圖片」的方式來協助他理解和做決定。比方到餐廳用餐時，看到整本純文字菜單而無法理解和做決定時，就用手機搜尋料理照片，好讓失智症家人理解菜色，並協助他點到想吃的餐點。平常找餐廳時，建議選擇菜單上有放照片的餐廳，這樣共餐時就會更方便。如果菜單上就是沒有照片，有個小技巧，改成提供他「簡單選項」。舉例來說：「你想吃豬肉，還是雞肉？」把選項變成二選一，這樣點餐會較順利，也讓失智症家人吃到想吃的東西。

失智症的家人有時自己跑出門，很怕找不到人而發生危險…

失智症者對於空間、方向的距離感會慢慢不如以往，一旦出了家門就容易迷失在馬路交錯的街頭，而且這種情況只要發生過一次，往後很可能還會發生。

從我們的角度來看，會覺得失智者看似漫無目的在街上徘徊，但其實失智症者是「有目的」的出門，只是出門後忘了目的為何，或是瞬間進入當機狀態而忘了自己在哪裡，導致不知該何去何從。家人可以製作字卡項鍊、胸針名牌、手環等等，先寫好出門原因、要去哪裡、長輩名字、緊急聯絡人名和手機，甚至讓長輩佩配有GPS定位功能的電子產品，適時提醒出門目的，也能讓好心要協助的路人知道該如何提供幫助。

失智症的家人總在用餐後說自己還沒吃…

這是很常見的狀況，失智症者常會忘記自己吃過飯了，甚至堅持說自己還沒有吃飯。為避免重複用餐，同時也安撫他們的情緒，可以用「表格紀錄」的方式，為他們列一張表格，長輩吃完飯就請他在表格上打個勾、蓋個可愛圖案印章、貼上小貼紙，讓患者本人知道已經吃過了。在用餐後，若他說還沒吃過，就拿出表格給他看，為他說明已經打勾／蓋好章完成囉，明確告知他已經吃過的事實，這時候長輩多半能比較和緩地接受。

失智症的家人開始忘東忘西，不敢讓他用爐火…

在社會新聞裡，有時會看到家中爐火還開著，長輩就出門買東西或辦事情，進而引發火災的案例。遇到這種情況，有些家人會採用設定鬧鐘的方式來幫助提醒，但有可能計時器響了，長輩卻想不起來這個計時器是要提醒什麼事情。為了避免這樣的情況，最好停止使用可能產生失火危險的電器，例如安裝飲水機來取代瓦斯爐煮水，用電鍋代替微波爐的使用等等，盡可能把危險降到最低。

陪失智症家人散步或爬樓梯時，發現他開始害怕前行…

當失智症病程走到中期階段之後，很可能因為腦病變的因素而開始對於距離、高低無法如往常正確做判斷。以前很自然地就能爬樓梯、順順地走路，但後來因為無法拿捏空間感、距離感，導致失智症者覺得走路、爬樓梯變困難了，沒辦法安心地跨出下一步。這時候，家人需要牽著失智症家人的手，帶著他實際走一

次，當下陪他重新感受、學習，建立起安全感和習慣。而這種狀況很可能會從每隔3～5天要教導一次，慢慢變成每天都要教他做，因此照顧過程中保持耐心是很重要的，伴他複習的過程中，請別忘記多用鼓勵的話語，讓他願意不灰心地重新複習。

Q8 幫失智症家人洗澡，有時說好燙，有時又說太冷而生氣…

對於外在的冷熱溫度喪失正常的感受能力，是因為神經系統退化的關係，以致於產生和一般人不同的判斷或解讀，這樣的生理退化尤其容易出現在失智症長輩身上。當失智症長輩對於冷熱溫度的敏銳度不如以往時，我們可以透過先做示範的方式來引導，例如洗澡前，先將溫度調整好，然後由我們先碰觸水給他看，告知他這個水溫很剛好，透過實際的操作與安穩的語氣讓他知道「這是安全的水溫」，甚至試著給一點點水做觸碰，如此也能避免讓他自行操作時可能誤判了冷熱，而導致情緒失控或受傷的情形。

Q9 失智症家人有時會說看到某人、聽到某個聲音，或者因為一點聲音就感到驚嚇…

失智症者會和旁人說他看到某個人，彷彿產生出另一個時空景象，這是因為觸動腦部神經皺摺所致的傳導失衡，使得過往與生命中重要親人的互動浮現眼前，或出現與不符現實的影像、聲音或味道。有些失智症者還會因為受到幻覺影像、聲音、味道的干擾而有驚嚇反應，這時可以聽他說完或陪他親自看到實際情況，消除患者當下的疑慮。

此外，也有的患者對於聲音的反應比較大，比方聽到住家附近的學校傳來的上下課鐘聲而開始感到驚慌，這時候照顧者千萬不要只跟他說沒事、這沒什麼、你聽錯了啦…這類的回應，如此無法有效地安撫患者的情緒。最佳方式是明確地告訴他這是附近學校的鐘聲，提醒學生要上下課了，透過「客觀且平靜的解釋」讓他理解，才能真正消弭失智症者驚慌的情緒。

Q10 我家的失智症長輩總是穿同一件衣服，不肯換洗…

有些失智症長輩會執著穿同一件衣服，有時候其實只是因為他覺得那件衣服穿起來很舒服，家人們可以試著幫他找出更多他覺得舒適的衣服做替換，或買同款式的，會比較願意替換著穿。

另外，有些長輩因為退化的關係，手指操作不夠靈光，幫長輩挑選衣服時請避免選擇要扣很多扣子的款式，避免形成穿衣時的障礙關卡，請挑選容易穿脫的衣服為佳。

Q11 和失智症長輩說話時，他好像聽進去了，又好像沒有…

跟失智症長輩談話時，有時會覺得他的眼神似乎在放空，沒有專心聽，但實際上可能不是長輩不專心，而是因為說話者使用太複雜的語句、一次給予太多訊息，他還在思考前一句話，所以才會看起來不太專心或一臉茫然。跟長輩溝通時，請避免使用太長、太複雜的句子，用簡潔的語句告知，簡短扼要地表達出重點，讓他們可以更好地理解意思。

覺得失智症長輩開始無法獨立完成某些事，如何協助…

依據用來評估日常生活功能的工具性日常生活活動（Instrumental activities of daily living, IADL）的分類，將生活中所需的功能分成8項：購物、外出活動、食物烹調、做家事、洗衣服、打電話、吃藥、處理財務。如果失智症長輩還有自行處理這幾項事情的能力，請一定要讓他們自己多做，雖然可能會需要花比較多的時間等待，但請保持耐心，因為這對他們來說是良好的刺激，可延緩遺忘這些技能的時間。

 MEMO

蒙特梭利失智症照護模式 NISA

蒙特梭利不只是一套幼兒教學的模式，也有發展出一套針對失智症的照護模式：

N（Need）需求、I（Interest）興趣、S（Skill）專長、A（Ability）能力

照護者可根據這四個方向找出失智症者的特質，進而營造適合的環境與活動。舉例來說，若失智症者喜歡畫畫，當他表現異常亢奮或憂鬱時，可主動提議陪他從事喜歡的畫畫活動來轉移注意力。這些活動項目也可以是唱歌、講電話或視訊、玩手作、照顧植物等等。照顧者和家人需要多觀察，找出患者感興趣和擅長的事情，讓他有能力、有空間放心做喜歡的事情，對於穩定失智症者的情緒會有很大幫助。

Chapter 3

理解失智症者的
情緒和應對方式

失智症者的內心情緒經常是被忽略的一塊，然而這會深刻影響到長期照護的過程順利與否。本章將介紹隨著疾病進展，失智症者通常會經歷哪些情緒變化、他們的壓力源頭是什麼，讓照顧者的家人們藉此更貼近他們的內心世界，照顧患者的心理健康。

理解失智症相關的情緒變化

　　相較於失智症者的外顯症狀，患者內心的情緒是經常被忽略的，但這部分卻是失智症照護過程很重要的一環。一般來說，隨著疾病的進展，患者會經歷從輕微的心情不佳到嚴重的焦慮和憂鬱，皆對於患者的日常生活和生活品質有深遠影響。這些變化不僅對患者自身構成壓力，對於照顧者的家人們也是巨大挑戰。此章將揭開失智症者情緒變化的面紗，包含他們在疾病進程中的情緒波動，包括憂鬱、習得無助感，以及伴隨這些情緒衍生的行為問題。

　　失智症者的情緒狀態是複雜的網絡，涉及個人的心理健康、家庭動態、社會支持系統，以及照護品質。為此，照顧者需要具備同理心、耐心和創造性的溝通技巧，以及能夠提供正面支持的能力，適時回應患者的情緒需求。以下先來了解失智症者常有哪些情緒變化：

失智症診斷後常見的情緒反應和變化

　　當一個人被診斷出患有失智症時，這個消息會帶來深刻的心理震撼。在初期，許多患者大多會經歷「否認」的階段，不願接受記憶和認知能力將逐漸衰退的事實。隨著病情發展，「否認」漸漸轉變為「悲傷和憤怒」，因為患者開始意識到他們將不可避免地失去自己一生中累積的技能和回憶。這種認知的喪失不僅影響個人的自尊心，還可能對家庭關係造成壓力，導致患者感到孤立無援。

隨後，許多患者會經歷深度的「憂鬱」，這種憂鬱會加深患者對於未來的「恐懼感」。患者對於自己當下的狀況感到無助，尤其是在他們開始需要他人幫助完成日常生活起居時。不僅如此，對於失去獨立性的「恐懼感」後續會導致強烈的「焦慮和緊張」，而這些情緒反應都很可能加劇認知衰退，形成一種惡性循環。

否認　→　悲傷和憤怒　→　憂鬱　→　恐懼感　→　焦慮和緊張

失智症者的心理進展及其對情緒的影響

失智症的心理進展是一個多階段的過程，每個階段都可能帶來不同的情緒挑戰。在失智症早期階段，患者對自己的狀況有清晰的認識，會導致對於未來的強烈恐慌和憂慮。隨著疾病進展到中期，患者開始經歷更頻繁的混亂和記憶障礙，這可能引起挫敗感和自我價值的質疑。到了晚期，患者越來越依賴他人，這時他們的情緒狀態因為缺乏控制感和自主性而變得更加脆弱。

對於照顧者來說，理解這些階段性的心理和情緒變化，並且使用不同的支持策略和溝通技巧至關重要。例如早期階段的失智症者需要訊息和教育支持，幫助他們更好地理解和規劃未來的生活。進到病程中後期，患者則需要情感支持、生活照顧和多元的醫療服務。以下透過一位實際個案，我們能更直接地了解失智症者的情緒經歷的多面和複雜性：

陳奶奶是一位 85 歲的失智症者，她的生命在確診失智症之後，有了很大的變化。起初，陳奶奶經常忘記最近的對話和事件，但她能意識到被遺忘的事物，並且感到困惑和沮喪。她十分害怕自己的狀況會惡化，對未來感到不安，經常處於緊張和焦慮的狀態。陳奶奶的家人發現她開始逃避社交活動，因為她害怕在公共場合讓人察覺病情，會引來異樣的眼光。

　　隨著病情加深，陳奶奶外出時開始會迷路，對話時經常無法順暢思考或回答、甚至無法辨識家庭成員的臉孔…。種種經歷加重了她的挫敗和失落感，使她深刻感受到自己和以往不同，認為已造成家人困擾。她的憂鬱情緒變得更加明顯，有時還會在深夜哭泣，擔心自己的未來和成為家人們的負擔。她的家人努力提供支持，但也對於陳奶奶的病情感到無助，因為不知道如何才能幫助她。

　　在病程中期，陳奶奶的情緒波動變得更加頻繁，她可能在一瞬間感到快樂和滿足，但也會很快地變得憤怒或沮喪。這些情緒的波動起伏對照顧者來說是困難的，因為需要即時的回應和適應。因此，陳奶奶的家人開始尋求外部支持，包括專業照護服務和社區資源，希望更好地滿足照護需求。

　　在失智症的晚期，陳奶奶的認知功能進一步衰退，她開始失去

語言能力、對周圍環境的認識變得模糊，並且逐漸喪失獨立行動的能力，她自己和家人的心情都五味雜陳。雖然她不像以前能表達自己的情緒或理解他人的話語，但她仍然能夠透過非語言方式，例如臉部表情和身體語言，感受到家人的愛與關懷。在這個階段，照護焦點轉向了提供患者舒適和安寧的感受，以確保她的生活品質盡可能地保持在最高水平。但是有些失智症者卻未必如此，他們會變得非常頑固且出現許多執念，照顧難度也隨之提高。

　陳奶奶的案例突顯了失智症者在疾病不同階段的情緒經歷，接下來將進一步說明他們的憂鬱和習得無助感，藉此更加了解失智症者的內心世界，進而學習如何在這個充滿挑戰的旅程中給予他們最好的陪伴和照顧。

失智症者的憂鬱情緒從何而來

　　失智症涉及大腦結構和功能的變化，這些變化通常會直接影響情緒調節的腦部區塊。隨著神經系統退化，患者通常會經歷神經傳導物質的不平衡，尤其是與情緒和行為相關的物質，例如血清素和多巴胺，多種因素的交互作用下的化學失衡導致失智症者出現憂鬱情緒。

　　加上失智症者經常面臨到「自我認同」和「自主性的喪失」，心理健康不如以往。隨著記憶力和認知能力的衰退，皆使得患者對於自己的能力和未來感到懷疑，不斷的自我質疑和能力喪失感也會導致憂鬱，加上無法參與過去能享受的活動或自理生活起居，除了憂鬱，還會產生悲傷和無助的情緒。

　　由於自知認知功能退化、溝通變得困難，不少失智症者會主動與社會隔離，減少參與社交活動，以避免丟臉與困窘尷尬的感受，就像個案中的陳奶奶一樣，與社會隔離也是導致失智症者憂鬱的重要因素。隨著疾病的進展，患者逐漸退出社交生活，而出現孤立感，不僅剝奪了社會支持，還可能加深憂鬱情緒。

　　而失智症者的家庭成員和照顧者也會感到壓力和悲傷，這種情緒反應還可能會反過來影響患者。當患者感受到周圍人的壓力和負面情緒時，他們會感到更深的憂鬱。

失智症者的習得無助感

「習得無助感」是指經過一段時間反覆經歷無法控制結果的情況後，個體出現無力感，進而放棄嘗試各種新的挑戰。對於失智症者來說，這種感覺尤其常見，原因有多方面：

首先，失智症會逐漸影響一個人的認知功能，包括定向力、注意力與計算力、記憶力、語言力、口語理解與行為能力、建構力等。當患者以上能力逐漸退化時，他們會面臨許多生活上的失敗。這種連續的失敗經歷會導致他們對自己的能力失去信心，從而產生「習得無助感」。這種心理狀態會使他們在面對新的或困難的情況時，感到特別無助，因為他們已經預期自己是無法成功的。

其次，失智症者在病程中經常需要依賴他人幫助，這種依賴會進一步加深他們的無助感。當失智症者需要他人幫助完成生活起居時，他們會覺得自己是個負擔，這種感覺會削弱他們的自主性和自尊心。隨著時間推移，依賴性變成一種自我實現的預言，患者越來越少嘗試自己解決問題，因為他們會認為這是徒勞無功。

此外，社會的既有觀念也可能對失智症者的習得無助感有所影響，特別當失智症者是長輩時。因為老年人通常被視為具有智慧和生活經驗的象徵，而罹患失智症卻打破了這種期望，使患者認為自己不再符合這樣的角色，這不僅影響他們的社會身分，還可能導致他們在社交互動中感到無能為力。

習得無助感竟是對疾病進展的適應反應？

失智症者的習得無助感也可能是對疾病進展的一種適應反應。隨著疾病的進展，他們發現自己越來越難以控制情況，這種不斷增加的不確定性和不可預測性皆導致他們感到深深的無助。這種感覺影響了患者情緒和行為選擇，使他們在面對新挑戰時顯得更加消極。

習得無助感在失智症者中是普遍存在的，是疾病本身對於認知功能的影響、對他人依賴增加、社會角色的變化，以及對疾病進展的適應等多重因素的綜合作用所致。對於照顧者來說，理解多重因素並提供適當支持和鼓勵是幫助患者克服無助感、提高生活品質的重要關鍵。

即便如此，也有失智症者不放棄自己、願意接受新觀念，和照顧者及家人們攜手面對這個疾病。以下是緩解憂鬱和習得無助感的正向案例：

真實個案

罹患失智症的林爺爺在家人陪同下，透過特定的心理治療，接受歸因訓練，逐漸能把成功體驗歸因於自己的能力和努力，提高自我效能同時減少無助感。同時，他還接受認知行為療法（CBT），透過學習解決問題的技巧和認知重塑策略來改善情緒狀態。不僅如此，林爺爺還嘗試「音樂治療」，透過共享音樂體驗來增進自己與照顧者之間的情感，並提升家庭幸福感和互動。

讓失智症者成為照護團隊的一員

讓失智症者本人也參與自我照護是相當重要的，因為自我照護能力的保持，對於患者的自尊心、自主性以及生活品質都有直接且良好的影響。即使身處失智症的病程之中，如果失智症家人能積極參與自我照護，就能維持一定程度的獨立性，這有益於他們的心理健康。

參與自我照護活動能幫忙失智症者保持認知功能，例如選擇想穿的衣服、個人衛生處理、選擇想吃的食物、是否參與家族或社交活動等等，都需要一定程度的決定和問題解決能力。這些活動可以作為日常的認知練習，幫助患者保持大腦活力，延緩認知衰退速度。其次，當失智症者參與自我照護時，他們的情緒狀態往往會得到改善。能夠完成日常任務也為患者帶來成就感和控制感，有助於對抗憂鬱情緒和習得無助感。

此外，參與自我照護還能提供患者穩定的日常生活節奏和結構，對於創造一個穩定和可預測的環境是有益且重要的。照顧者和家人多鼓勵失智症者參與自我照護、在生活中保有一定程度的自主權，是尊重他們作為獨立個體的方式，因為即使面對認知挑戰，每個人仍有權利和需要被視為有能力和價值的人，以維護他們的尊嚴和身分認同感。

因此，照護計畫應該包括支持失智症者參與自我照護的策略，並根據他們的能力和疾病所在階段進行調整。這不僅有助於患者的整體福祉，也有助於照顧者和家庭成員建立更積極的照護關係。

失智症者眼中的世界是這樣的

　　失智症者的大腦功能受損，導致他們的所見所聞、所感受到和以往不同，連帶影響到他們的所言所行，甚至產生習得無助感、失去自我價值感。以下舉例一些常見狀況，讓讀者從失智症者的角度理解無助和不得已的心情，這些狀況並非他們所願，更不是刻意為之。然而，不是所有失智症者都會出現所有情況，更準確地說，失智症會出現的狀況可能更多，唯有多加了解失智症者眼中的世界，才能及早協助他們規劃日後的新生活。

常見狀況 1　　記不起當下的體驗或行為

常見狀況 2　　記不起以往熟悉的事或資訊

常見狀況 3　　想做的事和實際做的事不一致

常見狀況 4　　當下看到的事或心中想的事，馬上忘記

常見狀況 5　　記不起眼前看不到的東西，或無法歸位

常見狀況 6　　把過去的經驗或事件當成眼前發生的事

常見狀況 7　　對於看到或聽到的事，總是否定的態度

常見狀況 8　　深信非事實的事情

常見狀況 9　　變得憂鬱、焦慮、易怒

常見狀況 10　回想不起抽象詞彙、概念、符號所代表的意義

常見狀況 11　無法從以往知道的名詞回想相關內容

常見狀況 12　想不起來或不懂以往慣用的詞彙、符號、語句

常見狀況 13　無法用言語表達自己的想法（意見、感受）

常見狀況 14　無法分辨家人、親友、熟人的長相

常見狀況 15　　無法正確分辨形狀、大小、顏色的不同

常見狀況 16　　失去空間感

常見狀況 17　　體感和現實狀況有出入，或變遲鈍

常見狀況 18　　味覺、嗅覺變遲鈍

常見狀況 19　　無法調節體溫或流汗

常見狀況 20　　看到眼前不存在的東西／聽到不存在的聲音／聞到不存在的味道

常見狀況 21　　缺乏時間感，感覺混亂或迷失

常見狀況 22　　睡眠出現各種狀況

常見狀況 23　　無法正確掌握與物體之間的距離

常見狀況 24　　無法目測物體或空間的深度

常見狀況 25　　無法正確認知或移動身體四肢

常見狀況 26　　失去左右或東西南北等方向感

常見狀況 27　　無法從平面資訊進行想像（例如地圖）

常見狀況 28　　視野受限或變窄

常見狀況 29　　無法記憶、掌握整體空間或位置所需的地標

常見狀況 30　　無法專注在應關注的聲音或人事物上

常見狀況 31　　無法同步進行多項作業

常見狀況 32　　大腦及身體比以往更容易疲倦

常見狀況 33　　視覺、聽覺、嗅覺變敏感

常見狀況 34　　視覺、聽覺、思考執著在某特定事物上，無法轉移注意力

常見狀況 35　　無法計算簡單的算術問題

常見狀況 36　　無法靈活應對細微的環境變化

常見狀況 37　　想不起或無法執行以往熟悉的程序或習慣

常見狀況 38　　無法從多項事物中選擇及判斷正確或最佳的解決方案

患者如何為自己的照護計畫做出貢獻？

照顧者可以鼓勵患者多和自己及家人溝通，而不是單方面的給予，例如讓他們分享過去的生活習慣、興趣和活動、可以參與的家務等等，這些訊息能幫助照顧者設計出更個人化、更符合患者期望的照護計畫，同時提升他們的自主性和獨立性對抗憂鬱和習得無助感。在討論照護計畫時，盡可能讓他們表達自己的需求、偏好和擔憂的地方，以及對於特定照護措施的接受程度，讓照護計畫更加貼近他們的實際情況。

患者的積極參與還能夠為照顧者提供重要的回饋，讓照護計畫更加靈活有彈性。如果失智症者在「自己的照護計畫」中也表現積極，不僅有助於提升患者的生活品質，也幫助照顧者更加理解和滿足他們的需求。透過這種雙向的良性合作，所擬定的照護計畫才是人性化的、真正符合需求、尊重患者意願的，也如實反映出患者的個人價值和希望的生活方式。

積極參與照護計畫能提升患者的心理健康

失智症者積極參與照護計畫，對於他們的心理健康有多方面的好處，特別是面臨慢性疾病挑戰的人。前文提過，「讓失智症者成為照護團隊的一員」，可以增強患者的自我效能感，並擁有更多的控制權，進而促進他們的積極性，還能提高他們對治療計畫的遵從性，有助於患者較好地應對疾病日後帶來的挑戰，從而減少憂鬱和焦慮的情緒，建立起更加樂觀和有韌性的心態。

其次，積極參與照護計畫有助於患者建立和維持社會關係。社會支持是一個人心理健康的關鍵因素，積極參與社交活動可以使患者感到被需要和被重視。這種社會連結的感覺能提供情感支持、減輕孤獨感，並提供歸屬感。積極參與還能促進患者的認知功能，刺激和活絡大腦，例如閱讀、玩遊戲或其他思維挑戰活動等等，以延緩認知功能衰退太快。

正向個案

何奶奶的家人為了更好地照顧她，事先上了一系列的職能治療課程，學習用不同溝通方式和奶奶應對。和奶奶溝通困難時，照顧者會請她使用圖片和手勢來表達自己的需求，並鼓勵她使用簡單的詞語或身體語言，讓家人們更好理解。照顧者平常會使用智慧型手機來記錄她的日常活動、飲食習慣和情緒變化，回診時就能依記錄資料與醫師討論和規劃活動。每當何奶奶感到困惑或焦慮時，照顧者能立即找出手機中留存的照片、影片或文字記錄，來喚起奶奶的記憶。

何奶奶的家人們還根據她的喜好，創建出充滿回憶和舒適的居住環境，種種懷舊環境的設置，幫助奶奶保持與過去回憶的連結，在日常生活中感到更有安全感和歸屬感。每當何奶奶出現迷失或不安時，主要照護者會引導她透過熟悉的物品和照片來穩定情緒，增加了失智症長輩對於生活的滿意度。

關於失智症，整個家庭該有新的照護概念

　　失智症照護並不是一個人、一個家庭的事，在醫療科技進步且高齡化議題更被重視的現今，應該尋求更多的社會資源來支援，例如政府提供的長照服務、外籍勞工和照護科技（社交和陪伴機器人）。這些服務包括日常生活照護、專業醫療支持、心理輔導和復健訓練等等，如此全方位的支持系統，能幫助失智症者保持最佳的生活品質。但的確這些服務的有效性也會受限於資源分配、服務品質和患者家庭的接受程度。

重新定義家庭在失智症照護中的角色

　　傳統上，家庭在失智症照護中扮演著無可替代的角色，但這種角色往往基於亞洲文化和整個社會的期待。整個家庭不僅要提供日常生活大小事的照顧，還要應對患者突然的情緒波動，並處理相關的醫療事宜。這種照護模式往往對於家庭成員們的情感和身體健康造成了巨大壓力，尤其當照護責任主要落在一個或兩個家庭成員身上時。

　　為了緩解這種壓力，每位家庭成員都需要管理自己的情感負擔和期望。這意味著要重新評估從家庭和社會中獲得的支持類型，並尋找平衡點。舉例來說，可以加入失智症支持團體來分享和吸取過來人的經驗，學習如何更有效地照顧患者、從團體中獲得心理層面的支持。此外，家庭成員也得調整對於失智症家人照護的期望，得先明白失智症照護是一個長期且變化的過程，我們可以從慶祝每天達

成的小小目標開始做起，如失智症家人某一天心情非常好，或是完成一項生活裡的小任務，大家就一起慶祝，共同營造正面氛圍。

在家庭與專業照顧者之間平衡照護責任

當家人失智時，需要在家庭與專業照顧者（照護服務員、個管師）之間取得照護責任的平衡點。與專業照顧者合作初期，每位家庭成員不僅要調整自己的角色和期望，還要積極尋求外部支持，與專業照顧者建立信賴關係。透過定期的家庭會議、照護計畫的共同制定，以及對患者狀況的共同評估，為患者創建更加全面和多元化的照護環境，同時也保護了家庭成員們的福祉。

如此不僅可以確保患者獲得連續性和專業性的照護，還能讓家庭成員從繁重的照護任務中喘息，關注自己的需求和發展。此外，專業照顧者的介入也提供家庭成員學習和成長的機會，他們可以從專業人員身上學習到最新的照護技巧和策略，從而提高照護效率和品質。

有不少家庭會選擇外籍勞工來照護家人，的確為整個家庭帶來實質幫助。因為有他們的加入，不僅緩解了主要照顧者的壓力，還提供患者持續的關懷和陪伴。然而，這種照護方式也面臨著挑戰，例如文化差異、語言障礙和勞工權益保護等問題。為了克服這些挑戰，雇主需要常和外籍勞工進行有效的溝通，以及了解政府明確的法律和政策，確保照護品質，以及外籍勞工的合法權益。

加入科技，考慮新型態的照護模式

近年來，科技在照護領域的應用開啟了新的可能性。社交和陪伴機器人的開發為患者帶來交流和互動的新方式，還能兼具監測和提醒功能，幫助患者維持日常生活的自理能力。這些技術的應用，特別是在情感識別和反應能力方面的進步，提供患者全新的情感支持方式。但是，這些科技方案也引發了關於隱私、倫理和人機關係的討論，並且需要照顧者、患者和家庭成員對這些新科技的熟悉和適應。此外，有些患者可能對新型態照護方式感到不安或抗拒，特別是當這些變化影響到舊有的照護模式時，但也有部分患者和家庭發現新的照護方式能提供更大的自由度和更好的生活品質。

某些初次接觸社交和陪伴機器人的失智症者，對於和機器人互動和活動感到新奇和興奮，在互動過程中，發現顯著提高他們的情緒狀態和社交參與度。這些新科技不僅能提供給患者必要的支持，還讓家屬從繁重的照護工作中解脫，有更多的時間和精力關注個人的生活和工作。由臺師大健康促進與衛生教育學系研發設計的「樂智懷舊桌遊－憶遊寶島」老人樂智AI桌遊，就幫助不少長輩預防失智，是結合AI科技的腦部訓練遊戲。

下頁介紹的「樂智懷舊桌遊－憶遊寶島」是一款幫助長輩腦部訓練的桌遊，以大富翁作為基礎規則，但有別於以往大富翁的形式，每個格子都有精心設計的題目讓長輩遊玩及作答，並分別運用認知六力：建構力、口語理解與行為能力、注意力與計算力、定向力、記憶力、語言力設計成六套不同題目，以達成訓練效果且可與同伴

們一同享樂。桌遊整體以懷舊風格的臺灣特色為主題進行設計，除了有實體的地圖以外，還搭配專屬的凱比機器人App供玩家遊戲及記錄。

課程綱要

時　間	單　元	內　容
第一週	🧠 大腦體操，樂智啟航	失智症介紹、大腦體操
第二週	🧭 現實導航，提升方向感	現實導向、地點配置、居家環境
第三週	🧠 生活記憶，無所不在	菜單記憶、遊記記憶、發票兌獎
第四週	👁 日常計算，提升專注力	地理位置、生活場域、休閒場域
第五週	👄 增強你的語言組織能力	生活相關、專有名詞、中文文法
第六週	🏃 聽懂訊息，正確反應	日常生活、休閒活動、語言理解
第七週	⚙ 組裝物品，組合與推理	家庭物品、火柴移動、組合推理

（註：以上由臺師大郭鐘隆教授研究團隊──簡秀純整理提供）

加入芳療，緩解失智症者情緒問題

芳香療法是緩解失智症患者情緒狀況最為立即且簡便的方法，也是近年用於臨床失智照護極見成效的非藥物介入措施之一。植物香氣可以經由肌膚、黏膜或吸嗅方式進入人體，用以改善失智症患者之行為症狀、睡眠、認知功能等影響。日本研究學者在歷經20年以上針對失智症患者的長期研究中發現，芳香療法不但可預防失智，還能發揮輔助治療的效果。在一項對安養中心失智患者進行GBS（Guillain-Barre Syndrome）認知功能的研究中，前28天未提供芳香療法，接著給予28天的芳療吸嗅介入後發現，所有參與研究的患者皆展現了絕佳的改善成效，使用迷迭香、檸檬幫助集中注意力及強化記憶力極為顯著，而甜橙、純正薰衣草也發揮了良好的紓壓效果。研究結尾更指出，在日常生活中訓練嗅覺有助及早發現大腦異常初期階段，透過嗅覺訓練即能維持現狀。

身為專業芳療師，我在20年間曾著手執行長照及失智照護不下500場次，從生理探究、心理療護至情緒心靈守護，以滿足長輩們的實際需要。失智的病程有時非常快速，尤其先前疫情期間因禁止家人訪視，有些才兩個月不見的長輩，本來還能一同玩牌數數，但下回見面時就叫不出名字，情緒也轉變成憂鬱、焦慮。我們為此評估過眾長輩的情況，決定施行芳療協助，讓幾位長輩共同使用測試，我們精選能放鬆、有助睡眠的甜橙、苦橙葉、岩蘭草（分別是3滴、2滴、1滴精油量），在晚飯後將長輩們聚集在交誼廳中，以空間擴香的方式，伴隨鄧麗君輕柔優美的歌聲，連續執行7個夜晚，經過照護人員觀察統計，夜晚失眠躁動的狀況大

幅緩解，好幾位總喊著睡不著的長輩居然打呼聲連連，過早醒來的人數也大幅銳減，日間的情緒提升也從胃口好轉獲得改變，幾位功能較好、能口語互動的長輩頻頻詢問：「到底給他們聞了什麼仙丹？讓早上的精神都變得飽足了！」

　　另一個使用芳香療護的案例為大型的失智症專門收治機構，主管希望幫助患者們解決黃昏症候群所引發的憂鬱、焦躁及意識混亂。我們實際訪視後，發現人數眾多且分散，故調製乳液處方，讓慣於早晨沐浴的長輩們在照服員協助洗滌擦乾後，隨手塗抹芳香乳液於肩頸及後背，所使用的配方為佛手柑、羅馬洋甘菊、乳香（分別是3滴、1滴、2滴精油量）混合1%無香乳液。此方法只施行了3天、就收到主管來訊告知情況大有好轉，終日疲憊的照服員們請主管代為表示感謝，讓她們終於能夠稍事喘息，減少為了長輩們午後暴衝而疲於奔命的窘況。

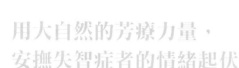

用大自然的芳療力量，
安撫失智症者的情緒起伏

　　我們在長照單位的臨床照護上，發現芳療對於安撫失智症者的情緒有相當程度的成效，而且芳療的使用很多元，不僅限於精油使用而已。透過香味的各種運用和調配，能讓失智症者感受到安定、平穩的力量，是能融入日常照護生活中的輔助良方。適用於失智症者照護的芳療法，大致分為以下方向：

❶ 近距離嗅聞

可使用吸嗅棒、貼身佩戴的精油項鍊，或將精油滴在不織布上，再用別針別在衣領上，藉此近距離吸嗅香氣，算是比較直接也安全的接觸方式，建議使用檸檬、迷迭香、木質調精油。

❷ 空間擴香

利用擴香儀、擴香石或直接在室內空間中噴灑香氛的方式，讓人進到空間時就能感受到自然香氣能量，卻又不會太強勢、濃郁。喜歡植栽的人，不妨考慮放置迷迭香、薰衣草等香草類盆栽，也能在空間內自然擴香。

❸貼身按摩

利用精油加上身體乳、按摩油調和後，再施以按摩手法，能幫助失智症者肌肉放鬆（不少長輩特別喜歡此方式），而精油的天然功效也能透過嗅聞香氣與皮膚來吸收。溫柔的按摩手法能接觸到患者的肌膚，藉此傳達給對方安穩的力量。

❹飲用花草茶

薰衣草、洋甘菊、玫瑰、茉莉花都能泡成花茶，其功效與香氣類型都不同，可以針對長輩的喜好來準備。有時候就算不喝茶，也可以直接煮一壺花草茶，讓植物香氣瀰漫在空間裡，同樣有療癒的功效。

　　想了解更多芳療運用於失智症照護的讀者，可參閱Chapter6，將有更完整的精油使用及配方說明。

使用精油時，要避免直接接觸皮膚，以免過度刺激，尤其是檸檬、葡萄柚、甜橙等柑橘類的精油，都不能直接使用在臉部、手上，因為橙類具有感光特性，曬過太陽後會造成反黑。

Chapter 4

寫給失智症主要照顧者：

你不需要一個人撐著

照顧者為了照料失智症家人，常得犧牲原有的生活方式和時間，對於工作、社交、心理狀態皆有重大影響。然而，照顧者的情緒往往被忽略，而出現憂鬱、焦慮、失眠等現象。此章將分享如何建立「家庭及社會支援網」，讓照顧者有方法地尋求協助，再透過芳療師的生活建議好好照料自己。

照顧者的角色和挑戰

　　失智症照顧者在患者的生活中扮演著不可或缺的角色，是患者的主要支持者，也是他們在這個困難時期的最大依靠。然而，照顧失智症者不僅需要極大的耐心和同理心，還得具備一定的知識和技能，才能應對病情帶來的各種挑戰，如隨著病程進展，患者漸漸出現記憶衰退、認知障礙、行為和情緒問題等等。

　　照顧者自己在生活中也會面臨諸多挑戰，包括照顧失智症家人的日常需求，如個人衛生、用藥管理和各種日常活動的協助，還得應對行為和情緒變化；此外還有醫療需求，像是陪他們定期回診，甚至是應對思覺失調，或是突發的醫療狀況等等。

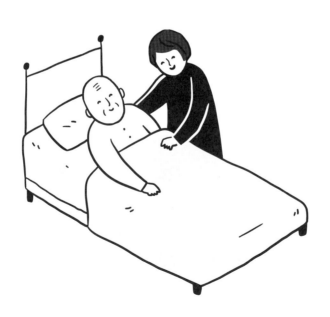

　　由於目前社會大眾對失智症的認識仍然有限，這可能導致照顧者在日常生活中遭遇到不必要的困難和歧視，使得他們還要面對來自外界的壓力和誤解，使得照顧失智症者成為一份異常艱難、極具挑戰性的工作。

　　隨著病情進展，照顧者需要投入更多的時間和精力，可能對於他們的工作、社交生活和個人時間分配等皆產生重大影響，然而照顧者的情緒和負荷往往被忽視，無論是長時間的照顧、情緒的起伏、缺乏休息和社交活動，都可能導致他們出現身心疲勞。當照顧者長時間處於高壓狀態下，他們的身體和心理健康就容易受到影響，出現憂鬱、焦慮、失眠、身體健康亮紅燈等等問題。

照顧者的心理健康也需要被關懷

　　長期的情緒壓力和心力耗盡是失智症照顧者的常見狀況，其壓力來源包括日夜持續的照顧責任、對患者健康狀況的擔憂，以及忽視自身需求。照顧者的情緒和健康不僅影響到自己，也直接影響患者，在身心狀況不佳的狀況下很可能無法提供最佳的照顧品質，被照顧者的健康和安全也連帶出現風險。因此，照顧者必須先意識到自己的情緒和健康同等重要，並學會如何愛護自己的身心、安排日常生活。

照顧者需避免自己成為家中潛在的第二個病人

失智症照顧者最常見的心理健康問題為焦慮、憂鬱和壓力。焦慮源自於對未來的不確定性，像是被照顧者健康狀況的惡化、照顧者的生活安排。憂鬱則是因為持續的壓力、情感負擔、以及照顧者角色所帶來的孤立感，長期的總總壓力易導致心力耗盡，進而出現睡眠障礙、免疫系統功能下降的現象，有些照顧者甚至會感到情緒麻木、缺乏動力和生活樂趣。

真實個案

張先生是一位單親父親，必須照顧患有晚期失智症的母親。他在日常工作和照顧母親之間努力尋求平衡，但仍感到壓力重重，因為身處於三明治世代的他得同時管理工作、照顧母親和兩個年幼的孩子。張先生在照顧母親的期間，時常出現焦慮和憂鬱的情緒，他發現自己越來越難以集中精神工作，並且有疲憊和無助的感受。由於缺乏支持和照顧資源，張先生的心理健康狀況逐漸惡化，不僅影響了他的個人生活，也影響了他身為照顧者的效能。

面對照顧期間衍生出的需求，使得沒有經驗的他深感自己能力不足。隨著母親年紀增長，病情更不樂觀，不得不慎重考慮是否送母親去養護機構，但又不知和母親開口討論，同時也怕被親友指責不孝、擔心照顧費用過高而影響家計。面對如此艱難的狀況，親友們只是口惠而實不至，無法提供實質幫助。張先生遲遲無法做出決定，在照顧母親的過程中，憂鬱情緒被迫不斷累積、瀕臨潰堤…。

照顧者需要先正視自己的情緒負荷

失智症照顧者在面對患者的日常需求和行為變化時，會經歷一系列的情緒反應。一般來說，壓力是最直接和最常見的情緒反應，由於患者的需求和行為會隨時改變，照顧者經常需要即時反應和調整，這使得他們幾乎沒有休息和放鬆的時間。此外，看著親人的健康和認知能力逐漸下降，照顧者難免感到深深的悲傷和無助，這可能衍生出憂鬱的情緒。此外，焦慮也是常見的情緒反應，當照顧者擔心自己是否做得足夠好，或是擔心患者可能發生的突發狀況時，就易感到焦慮。

真實
個案

李太太是一位 65 歲的失智症照顧者，她的丈夫在兩年前被診斷出患有失智症，在照顧丈夫的過程中，李太太經常感到巨大壓力，每當她看到丈夫忘記了他們共同的回憶或無法完成簡單的日常任務時，她都會感到心痛。

隨著時間推移，這種情緒壓力竟使她開始出現憂鬱和焦慮的症狀，她開始避免與朋友們和家人的來往，因為她不想讓他們看到脆弱和疲累身心的自己，這位個案顯示了照顧者在面對失智症者常會經歷的情緒。

照顧者如何識別和處理自身情緒

　　識別和處理情緒負荷是每位失智症照顧者必須學會的技能。首先，照顧者需要意識到自己的情緒反應，例如壓力、憂鬱和焦慮，並學會與之相處，用適合自己的方式逐步排解。例如，當感到壓力時，照顧者可嘗試進行深呼吸、冥想或其他放鬆技巧。當感到憂鬱或焦慮時，照顧者應尋求專業的心理輔導或治療。此外，建議照顧者一定要向外尋找支持團體或其他照顧者，與他們分享照護經驗，進而釋放情感，不僅有助於照顧者的身心健康，也藉此獲得更多的支持和理解。

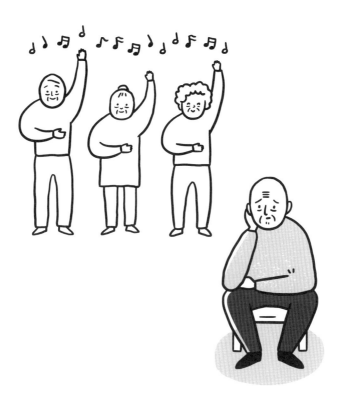

不斷累積的情緒，會為身心帶來哪些影響？

當我們感受到壓力或焦慮時，身體會釋放一系列的荷爾蒙，例如腎上腺素和皮質醇。這些荷爾蒙會使得人體心跳加速、血壓升高，並導致肌肉緊張，這是身體的戰鬥或逃跑反應，屬於正常的生存機制，為了幫助人體應對威脅。但是，當這種反應持續過長或過於頻繁時，就可能對身體產生負面影響。

長時間的情緒問題和壓力會導致身體疾病，例如消化不良、免疫系統功能下降（白血球數量活性減少，身體不易抵抗感染和疾病）、頭痛、背痛和心臟病、慢性炎症等等。此外，慢性壓力還可能導致各種睡眠問題，如失眠或睡眠質量下降，這些又加劇了身體的壓力反應。

除了身體問題，情緒也會影響飲食和生活習慣。例如，有些人在感到壓力或憂鬱時，可能會過度進食或選擇不健康的食物，這可能導致體重增加，或提高罹患糖尿病、心臟病和其他健康問題的風險。相反地，有些人在壓力下則可能會失去食慾或選擇不吃飯，導致營養不良或衍生其他健康問題。

照顧者如何從不同面向照顧身心

照顧失智症者的任務往往是長期又耗時的，由於失智症者時常忘記基本的日常活動，照顧者必須在日常生活中提供持續且全面的支持。包括協助患者進食、沐浴、穿衣，甚至是簡單的移動。此外，

當患者在夜間變得焦躁不安或迷惑時，照顧者通常得中斷睡眠來協助，這種長時間的身體勞動和不規律的作息，使照顧者長期感到身體疲憊，甚至出現健康問題。先照顧好自己是有能力照顧他人的前提，接下來就從不同面向，陪照顧者了解如何安排自己的生活和身心健康：

❶睡眠與適度休息

俗話說：「睡眠是最好的復健。」睡眠對於照顧者的健康至關重要。良好的睡眠有助於身體和心理的恢復，進而增強免疫系統，並提高日間的警覺性和認知功能。失智症照顧者可以用以下方式來改善睡眠：

首先，建立固定的睡眠時間，嘗試每天同個時間上床睡覺和起床，即使在週末也是如此，幫助身體調節生理時鐘，並且獲得一定程度的休息，有助於穩定日間的情緒，同時避免導致長期的健康問題。再來是創造良好的睡眠環境，確保睡眠環境是安靜、黑暗和舒適的。使用自己喜愛材質和軟硬度的床墊和枕頭，並減少房間內的噪音和光線，睡覺前儘量不要使用3C產品。

在睡前的幾小時內，避免攝入咖啡因和酒精，因為它們易干擾睡眠和中斷睡眠週期。建議在睡前，先進行放鬆的活動，如泡個熱水澡、閱讀或冥想，能幫助身體進入較安穩平靜的休息狀態。此外，幫助失智者的家人在白天安排適度運動或社交活動，增加他們在白天的日照時間，也連帶有助於增進照顧者的夜間睡眠品質。

黃昏症候群（日落症候群）對失智症者的影響

　　每當黃昏、天色逐漸變暗時，光影、光線會造成環境改變，易引起失智症者出現意識上的混亂，情緒也跟著起伏不定，或開始出現失控行為，包括不停來回踱步、反覆講述同樣的事情，表現非常躁動的樣子，有時只要家人勸阻，就是一聲咆哮或暴走。建議及早建立規律生活作息和安排認知活動，藉此改善自律神經功能，並且降低黃昏症候群的發作頻率。

❷安排每日時程和設定順序

即便照顧失智症者的時間長，但千萬別24小時全天無休，建議設定優先順序，先安排最重要的照顧任務是哪些，並根據這些優先順序來安排日程。

💡小技巧

請將每日的照護任務條列成清單，再依據其重要性高低排列順序。一般而言，不可變動或一定要施行的任務極為重要，例如安排每日餐食、提供患者需服用的藥劑等等，透過排列，會對於優先順序更為明確，試著從中找出一段時間，規劃成自己的專屬時間，包含休息和娛樂活動。

如果當日任務讓你太過疲憊或已超出身心負荷，可以刪除「在優先順序末端不影響急需照護」的事項，或者挪動至隔日再執行。照顧者本身要有個觀念，即使休息時間短，也是非常必須的，休

息能幫助恢復精力和專注力，比方喝杯花茶（玫瑰或檸檬馬鞭草茶都是不錯的選項），讓自己在照顧患者的空檔緩緩心神，寬心暫歇一下。

❸ 安排放鬆和運動時間

主要照顧者和失智症者的相處時間比其他家人長，相對來說，較容易被感情牽絆或是責任感束縛，但合理安排自己的休息時間，才是長期照顧計畫的基石。照顧者需和第二照顧者、第三照顧討論如何支援、時間分配，為自己安排放鬆和運動時間（亦可和失智症家人一起做），不僅促進身心健康，也能提升照護品質。可依自己的喜好來選擇以下方式進行：

深呼吸練習：練習深呼吸可幫助減輕壓力和焦慮。

冥想和正念練習：有助於提高專注力、減少壓力，改善睡眠品質和負面情緒，冥想時可以播放大自然音樂。

瑜伽或太極：低強度的運動有助於身體健康和心理放鬆。

其他活動：短途旅行、閱讀喜愛的書籍雜誌或影片，與朋友喝下午茶聊天，為身心充飽電。

參加團體運動：例如有氧舞蹈班、健身班、瑜伽班，不僅鍛鍊身體，還能與人社交、聊天互動。

伸展運動：每天進行伸展運動，減少因長時間照顧而產生的肌肉緊張和不適。

❹ 定期參與支持團體或照顧者工作坊

定期參與支持團體或照顧者工作坊，能獲得情感上的支持，並且和別人交流、學習新的照顧技巧。參與團體活動的期間，同時也是給自己休息和放鬆的時光。如果照顧期間有情緒相關的問題，請盡快尋求專業心理輔導，以獲得適當的幫助和指導，千萬別一個人獨自苦惱。

主要照顧者長時間看著曾經熟悉的伴侶或是長輩逐漸失去過往記憶，經常會因此感到心痛和無助，這不僅令人感到悲傷，還可能導致強烈的孤獨感。特別是當主要照顧者需要放棄自己的社交生活和休閒時間來照顧患者時，這種日復一日的壓迫感易使照顧者陷入情緒低潮，甚至是抑鬱，這時支持團體的力量會有相當程度的幫助和撫慰效果。

真實
個案

　　小美的父親被診斷出失智症已達 3 年，在這段時間裡，小美不僅成了他日常生活的主要照顧者，還必須面對兩人之間日益淡化的情感連結。她清晰地記得，有一次她為父親唱了一首他從小唱給自己聽的歌，但父親卻完全不記得這首歌，甚至忘記了她是誰。這種經歷讓小美感到非常失落。不過，參加了幾次照顧者支持團體後，她學會了與其他人分享自己的感受，並得知其他照顧者也有類似經驗後，她從中得到了一些安慰和支持，讓自己更有力量可以走下去。

❺和家族成員討論工作分配，尋求幫助和支援

照護者的重責通常不是短暫的，因此尋求外援不可少，無論是家人、朋友或專業照顧者都可以，讓自己在需要時有人能協助、換手，是絕對必要的；在感覺無助時得以參酌傾訴，匯集眾多支援的力量，千萬別獨自承擔一切。

每位主要照顧者都應該要召開家庭會議，在會議中安排第二照顧者和第三照顧者，除了讓其他家人親友們了解主要照顧者的辛苦和需求，也獲得休息與喘息的時間，建議每週至少有一至兩天請第二或第三照顧者來接手照顧事宜。

讓照顧者喘息、了解居家照護的咖啡館，還能「青銀共煮」

　　在新北市的「銀光咖啡館」，是由「到咖手」團隊經營，結合居家照顧、喘息服務、預防延緩失能、提供高齡長照資訊、社區廚房等等。不僅如此，還有個案管理師進駐，並提供一站式長照服務，需要照顧諮詢、申請長照、客製化照顧計畫的族群都能去那邊喝杯咖啡，深入了解相關資訊和協助，同時也很適合帶著失智症家人前往交交新朋友喔。

如何和失智症者溝通不受挫

　　照護失智症者的期間，「溝通」通常是最大的挑戰之一，若能透過柔和、簡單明瞭的方式，我們就能更好地與他們建立連結。首先，避免使用複雜的詞彙或句子結構，選擇簡單明確的話語為佳。當他們講話時，給予足夠的時間等待反應，並用肢體語言或「非語言提示」幫助他們理解，此外，使用重複和確認的方式，也可以確保理解彼此的心意。平時互動時，時刻提醒自己保持耐心和同理心，想想患者家人的情感需要和困境，以此為基礎來建立真正的連結。

真實
個案

　　陳先生的母親患有失智症。最初，他常常因為母親一再重複的問題或忘記的事情感到不耐煩。但自從參加一個失智症照顧工作坊後，他學到了許多有效的溝通技巧。他開始用照片、故事書或音樂幫助母親回憶過去，並選擇簡單明確的話語來促進對話順暢。他還發現，陪伴母親進行簡單的身體活動，例如外出散步、芳療、園藝實作活動或操作簡單的家務，都能幫助她保持身心活躍，而且增加了彼此的互動、連結和感情。

　　保有「耐心」和「同理心」是照顧失智症者的兩個關鍵。首先需要深入理解患者的疾病成因與其帶來的挑戰，這不僅僅是表面的行為。當我們能真正地站在他們的立場試想，耐心和同理心才會增加，進而了解他們的無助和需要。此外，照顧者本身應該學習覺察和接受自己的情感反應和極限，向平時參加的照顧者培訓或支持團體詢問應對策略，幫助自己維持心理健康和耐心。

跟失智症者溝通的技巧及應用

❶維持眼神接觸：

與失智症者交談時，嘗試保持眼神接觸。這不僅可以增強雙方的連結，而且可以幫助他們集中注意力。

💡小技巧

　如果發現對方眼神飄移或渙散時，改由我們主動移往他視線的方向，若你移到他視線前方，他又把眼神移走，那就持續移動引導，直到他願意好好地與你對視。建議眼神移動時，可用手輕輕扶著他或拍拍他，表達自己的善意，好讓患者不會因為害怕而拒絕眼神接觸，確認他能看著你之後，再開始進行談話，這樣溝通效果較佳。

❷使用簡單和清晰的語言：

避免使用複雜的句子、術語，或一次說一大串話。請簡單明確地表達想法或問題，並在需要時再次、多次重複給對方了解。

💡小技巧

因為腦部退化的關係，失智症者對於語言的理解程度比一般人低，跟他們交談時，別使用太複雜、長串的語彙，會增加他的理解困難度。最好的方式是用簡單語句表達：現在來吃飯、去散步、該睡午覺了、來洗澡…，只需簡短的一句話、明確的動作指

示，來告訴他等會兒要進行的事，讓他一聽就懂，能幫助患者直接做出反應。

❸用非語言提示來輔助溝通：

利用身體語言、手勢和面部表情輔助傳達訊息，有助於失智症者更好地理解你的意思。

💡小技巧

跟失智症者溝通時，除了用簡短語句之外，可搭配一些動作會更好懂。例如要叫他喝水時，除了跟他說「來喝水」，同時將水杯安穩地放在他手上，加強當下要表達的意思；當家人打電話要跟他聊天時，除了說「某某人要跟你講電話」之外，同時把電話遞給他。「簡短語句加上動作」同時進行，是讓失智症者理解的最好方法。

❹善用視覺和聽覺提示：

使用圖卡、照片、音樂或其他物品，可以幫助喚起過往回憶或促進理解。

💡小技巧

雙方溝通時，適當搭配視覺和聽覺的提示能幫助失智者理解與表達。聊天時，可以拿以前的照片給他看，輕鬆回憶舊照片當時的時空背景與人事物等等；陪他一起聽以前愛聽的音樂，一起聊聊

當年的回憶。詢問失智症家人想吃什麼的時候，也可以用圖卡輔助，讓他明確指出來；要幫長輩添加外套時，直接拿出兩件問他：「要穿這件？還是那件？」能更有效達到溝通效果。

❺ 避免一味糾正：

如果失智者誤認某件事、某個人，或忘記事情了，不必立即糾正他們的每個錯誤。換個角度走入他們的世界，會比試圖將他們拉回我們的世界，更能引起失智者患者的回應。

💡小技巧

一味強硬地糾正失智症者說錯、記錯無助於溝通，因為他可能正處在與我們不同的記憶時空之中，這時候的糾正其實沒有意義，反而可能激發他的不安或憤怒的情緒。像是他把孫子錯認成兒子了，這時不妨順著他的話語回說：「對啊，兒子來看你了，有沒有很開心？」家人們不妨稍微陪他演一小段，然後適時轉移話題，將他拉回現實狀態，不需要糾結在他的記憶之中。

❻ 提供單純的選擇題，取代複雜提問：

避免一次問多個問題，這也容易讓他們感到困惑或不知所措。一次提一個問題，然後給予足夠的時間，等待他們回應。

💡小技巧

謹記簡單化、清楚化的原則，用「選擇題」取代「開放式問

題」，而且一次只問一個問題，不要同時丟出好幾個問題，以免他一時之間不知該如何回答，甚至變得更加混淆。

開放式問題像是「你中午想吃什麼？」這樣的提問會讓失智症者不易回答，可以改成「中午要吃飯還是吃麵？」如果回答吃麵，接著問他「乾麵還是湯麵？」也可以延伸問「湯麵要不要加蛋？」以二選一的方式慢慢引導回答，同時在無形之中提升他們的參與感與自主性。如果是穿衣服，與其問他「你想穿什麼？」不妨改成「你想穿紅色衣服，還是藍色衣服？」然後實際拿衣服給他看，幫助選擇。

如果想帶他出門去散步，先詢問「現在出去散步好嗎？」「要不要坐輪椅？」「需不需要戴圍巾？」切記一次問一個問題就好，漸進式的慢慢詢問。

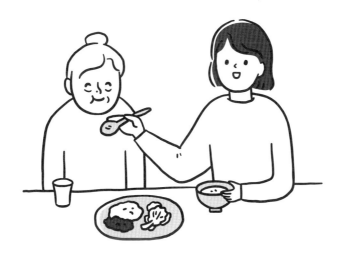

❼使用重複和確認應對：

如果失智症者看似困惑或不確定，再次和緩地重複你的話或問題，並且用不同的簡單方式表達相同的意思。

💡小技巧

和失智者交談時，若他們表現出不確定或不知所措的表情，表示他聽不懂你說的話，這時候「先重複一至兩次原本的句子」，若他還是無法理解，再試著用不同的方式「換句話說」，耐心地重複幾次。例如想帶長輩出門活動一下，可以跟他說：「我們去散步」，換句話說就是「我們去外面走一走」、「去公園逛一逛」、「作伙去逛街」可以多試幾次，找出他能理解的語句，但一樣不要用太過複雜的句子做確認。

❽減少干擾：

盡量在安靜且沒有干擾的環境中與失智者患者交談，能幫助他們更好地集中注意力、避免分心地聽你說話。

💡小技巧

若是在室外環境，很難找到一個絕對安靜的地方時，可以找一個人比較少的角落或牆壁，或是站在他面前、避免面對人群，先降低外在因素干擾，會讓談話進行得比較順利。

❾ 保持耐心和同理心：

與失智症者溝通時會感受到挑戰是很常見的，照顧者要試著告訴自己，他們正經歷著認知、情感或感官上的變化，理解他可能正處於和你沒有交集的平行時空裡，這並非他自己所願。

為了保持照顧時的耐心和同理心，就需要第二、第三位照顧者互相輪替，讓彼此都有喘息的空間。若因個人狀況而無法有多位照顧者輪替支援時，請多善用政府與民間機構推出的「喘息服務」，照顧者先獲得足夠的休息，日後生活才能走得更穩健。

「過度緊張的照顧者」與「過度放任的照顧者」

常見到照顧失智症者的人有兩種類型，一是「過度緊張型的照顧者」，二是「過度放任的照顧者」。「過度緊張型的照顧者」大多屬於很有責任感的人，事必躬親，但卻容易累垮自己，像這類的照顧者一定要懂得對外求援，以免在照顧過程中失去了自己的生活、社交活動，同時影響到身心健康。至於過度放任的照顧者可能是迫於無奈或是不懂如何照顧，只希望失智症家人不吵不鬧就好，什麼事都不讓他們做或是什麼事都照他們意思做，無論是哪種都無助於病情。建議在失智症家人清醒的狀態下，雙方先定好可以接受的事項並照表操課，才能緊守底線，不至於過度放任。

失智症家人還是有選擇生活樣貌的權利

失智症的病程通常是緩慢地逐漸退化，除了少數早發型的失智症會急速退化之外，很多人都是從輕微失智，歷經數月或數年慢慢到中度、重度的情況。病程變化的程度沒有絕對的標準答案，因為每個患者有其獨特性。目前已有越來越多的研究證實，若能透過適當的陪伴、生活上的照顧、維持一定的社交活動，再搭配醫師的藥物治療等等，就能延緩退化速度。

　　罹患失智症並不表示喪失了所有行為能力，我們要以全人的角度來看待，如何滿足他身心需要，以維持一定程度的健康。所以，照顧者需要先理解失智症，才能站在他們的角度解讀行為需求和各種突發狀況。雖然要完全理解是困難的，但可以透過學習來降低照顧者的挫折感。像是參與政府開設的相關課程，除了教導如何照護失智者生活起居、如何與失智者溝通外，還有運動、音樂、藝術治療、營養管理等多面向的主題課程。如果主要照顧者以及第二、三照顧者都能去上課，還能共同討論照顧計畫，進而讓患者也有生活樂趣，維持社交能力與活動力，讓他們不會覺得自己一無是處。

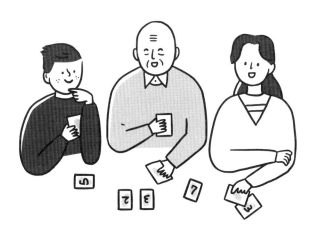

失智症長輩可透過遊戲提升認知能力

　　美國學者於2014年對老年人進行一項認知訓練和追蹤，研究顯示認知能力提升能產生一系列正面影響，如減緩生活品質下降，以及減輕對工具性日常生活活動難度的影響，顯示老年人的認知能力可透過專注於認知技能的系統性訓練來獲得改善。

　　在臨床上，我們看見不少長輩面臨輕中度失智的困境，時而清醒、時而失去對於自己的掌控，以致於反覆出現自責、自卑、生氣與埋怨的感受。這些心理障礙會限縮他們的人際交流，產生恐懼而懷疑自我價值，如果家人或陪伴者願意耐心陪伴並引領長輩重新認識這個世界，這份支持的力量對失智症者會是莫大的鼓舞。

　　平時經常與人互動的失智症長輩，其口語表達能力通常能大幅提升，認知能力也會改善，透過每日遊戲的陪伴將成為長輩最為期待的日常。不需要特地購買昂貴的教具，而且在家就能執行遊戲，只要把握「不強迫且耐心等待」的基礎原則，善用各種生活用品，家人們就能以遊戲陪伴長輩展開認知訓練。以下是筆者在長照機構照護時，經常提供給失智症長輩族群的認知遊戲選項：

❶認知復健

認知復健是一種極適合失智症長輩的治療方法，用以培養想要發展的特定技能或重新回溯美好經驗和事物，如烹飪、書法、編織、舞蹈、歌唱等等。

❷生命故事書

每天設定一個主題，提供圖畫紙和筆、報章雜誌或家人的照片，讓長輩繪畫或黏貼去記錄生活故事，例如：我的家人、我的職業、最喜歡的人事物、最愛吃的東西、最開心的旅遊、結婚的那一天、孩子出生或上學的那一天等等，讓長輩透過一日日的思索拼湊，逐漸構築他們專屬的生命故事書。

❸名稱對對碰

‧照片／姓名（稱謂）配對

‧名人照片拼圖

從報章雜誌上剪下長輩認識的名人照片，再裁剪成數張，讓長輩當成拼圖遊戲來玩，在他們還能辨識人物時，讓長輩猜猜圖片上的人物是誰。

❹記憶配對遊戲

自己繪製或購買市售牌卡,再涉及不同的變化玩法,如牌卡配對遊戲、數字記憶、顏色對對碰等等。

❺語詞接龍遊戲

讓他們用聯想的方式來舉例接龍,如某種顏色的水果,公車及火車站名,語詞尾字或讀音接龍等等。

❻反應遊戲

‧陪失智症長輩玩撲克牌「撿紅點」

‧訓練反應速度－拍手遊戲

拍手遊戲用來訓練反應極為有趣,例如透過數數或是一首歌曲,設定一個目標,每次說唱到「數字3」或「每一句的第1個字」時,就以拍手或任一手勢替代發音。

❼專注遊戲

‧一起玩疊疊樂

‧扇子拍汽球遊戲

‧簡單的摺紙遊戲

❽ 觀察遊戲

・圖形、大小分類

・畫迷宮

自己繪製或購買市售有圖案牌卡，依據同樣的圖形或大小做分類，或是一起玩迷宮繪本。

❾ 算術遊戲

・數字連連看

購買市售的連連看遊戲練習本一起玩。

・積木數數123

用積木作為算數的道具，例如5+8，可拿出5個及8個積木，再綜合數數得到總數，當然也可使用家中任何物件。我曾在個案家中看見認真數著花豆的長輩，透過10顆畫一槓的方式，他還主動告訴我今天要煮的花豆有幾顆哪！

・數錢

對於較為重視金錢的失智症長輩，可以投其所好，曾有位個案的兒子每天拿50張百元玩具鈔票給中度失智的母親當成小作業，讓她數一數今天兒子孝順她多少錢。

❿ 互動遊戲

・地圖

由家人協助繪製自家周遭的地圖，可隨手拿家中的物品或口述詢問長輩該往哪兒去，例如「奶奶，醬油要去哪裡買？」讓奶奶用手指出商店或拿台玩具車，讓她從家門口「開」出去，直至抵達商店為止。

・數字賓果

用一張白紙畫出9格至25格不等的方格棋盤，參與遊戲的每個人都發一張，填上數字9～25，再輪流喊出自己認為可以最快連成一線的數字，依長輩狀況，也可增加連線數字。

⓫ 生活遊戲

・栽種植物

・唱歌

・數豆子

・彩繪

彩繪不僅只用筆，還可試試各種素材，可用蔬菜剖面蓋顏料、玩玩滴墨吹畫或手指塗鴉。

⑫嗅覺體驗

・嗅聞喜愛的植物花草馨香

・感受食物或茶飲氣味

自然植物及食物香氣都是日常不可少的氣味，透過嗅覺引導，讓失智症長輩專注嗅覺感官，有助意識回歸。

⑬觸覺體驗

・毛巾／海綿輕刷肌膚

・冷水／溫水交替讓長輩感受

・輕柔按摩

・擁抱

觸覺是人一出生第一個展現「愛」的感知，透過適當的接觸能緩和過於敏銳的身心或提升信賴、安心的溫暖感受。

最後，照顧者及家人們請為失智症長輩自製「專屬失智包」，把長輩生命歷程有關及重要的物品放入袋子中，可以是長輩愛的一條手帕、孫子畫的圖畫、孩子年幼時的照片、感覺心安的御守、喜愛的摺紙遊戲、喜歡的氣味、最愛吃的餅乾等等，讓長輩能輕易拿取或外出攜帶用，藉此緩解他們在家或出門臨時覺得身心不適的狀況。

照顧者可以尋求的支援網

罷患失智症並不可怕，但對於失智症者本身和其家人來說，確實是一條漫長且艱辛的道路，若有社會與政府作為後援，才能得到更為妥善的照護。目前因為人口老化而突顯出失智症者人數增加的問題，讓政府與社會各界都越來越關注而設立各種照護與支援單位，讓大家不僅更認識失智症這個議題，也讓有失智症家人的家庭不會無所適從。

失智症照顧者如何尋求支持和協助？

照顧者尋求分工支持可以分成三方面，包括家庭、親友和專業機構。

家庭方面：

與家庭成員和朋友坦誠地討論自己的需求和感受，尋求他們的理解和支持，同時主動提出如何分擔責任，讓家庭成員也參與照顧工作，即使是幫忙一些小事，也能減輕照顧者的負擔，有失智症者的家庭要建立起「責任分擔」的觀念。

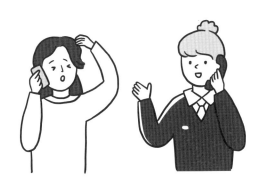

親友方面：

更理想的狀態是與親朋好友建立一個支持網絡，以便在需要時提供幫助或代班，讓主要照顧者能好好休息。

專業機構方面：

尋找並積極參加失智症照顧者的支持團體，並且善用諮詢服務來幫助自己。透過與其他經歷相似情況的照顧者交流經驗和實用建議，還能彼此打氣，給予心靈上的支持，了解不是獨自面對照顧問題，還有可靠的伙伴們可以請益。

諮詢服務又可分為專業照護協助、心理健康諮詢。專業照護協助包含使用社區資源，如日間照顧中心、居家護理服務或緊急救護系統等等。有些社區提供了機構式住宿服務，包括協助短期護理照護，像是沐浴、進食、服藥、復健活動等等。在住宿期間，照顧者就能放心外出旅遊和休息，也確保了患者在安全和專業的環境中得到照顧。

另外是心理健康諮詢，照顧者定期與專業心理師聊聊，藉此傾訴照顧過程中的各種狀況，讓自己的情緒和壓力得以釋放，並學習更有效的應對策略。此外，有些照顧者會難以決定要不要讓家人住到機構，心中會產生各種複雜情緒：捨不得、罪惡感、夫妻分離焦慮等等，也能透過和專業心理師的對談，幫助照顧者逐步解開心結。

關於失智症的社會支援網

　　我國對於失智症的重視已經逐年增加，社會資源也相對趨於完善。針對失智症照顧者的需求，除了就醫治療外，從政府、專業組織到民間機構有各種資源提供，期望為失智症者和他們的家庭提供最好的支持和照顧。

關於失智症的衛教及社會資源

·失智症衛教及資源手冊：衛生福利部國民健康署對於失智症的介紹，深入淺出。

·「失智症照顧者使用手冊」概述了失智症的病因，還深入介紹了家屬和照顧者面臨的日常挑戰，以及如何有效地應對。

·「與失智症共舞」從生活化角度分享真實案例和經驗，深入了解患者的世界。

·臺灣失智症協會（Taiwan Alzheimer's Disease Association）：唯一代表臺灣之國際失智症協會正式會員，其官方網站是一個齊全的平台，從最新的研究、治療方法到家庭照顧者的支持都有相應的資源。

　　「臺灣失智症協會」不僅提供醫學資訊，還積極舉辦講座、工作坊和社區活動，鼓勵公眾參與和了解。

喘息服務：一般家戶者，政府一年補助84%；中低收入戶者，政府一年補助95%；低收入戶者，政府將提供全額補助。

失智症關懷專線：有失智家人的照顧者可多加利用家庭照顧者關懷專線0800-50-7272，失智症關懷專線0800-474-580（失智時，我幫您），或打1966長照專線尋求服務和協助。

衛生福利部目前提供之服務：瑞智學堂、日間照顧中心、失智症社區服務據點、居家服務、居家復健、家庭托顧、輔具服務、長照機構失智症專區、失智者團體家屋。

對於家庭照顧者的服務包含：

❶ 提供家庭照顧者相關諮詢、轉介、心理支持及照顧訓練，並教導失智症照顧技巧。

❷ 建立失智症互助家庭，透過失智老人及其家屬彼此相互交流、支持，分享生活與照顧經驗。

❸ 提供家庭照顧者喘息服務等等。

1. 李太太長期照顧中期失智症的丈夫，身為主要照顧者，她面臨的挑戰包括情緒壓力、缺乏個人時間和睡眠不足。為了應對這些挑戰，李太太開始參加當地的支持團體，並安排定期的個人休息時間。她還學會了一些放鬆技巧，如深呼吸和瑜伽，以幫助管理壓力。這些策略不僅幫助她更好地照顧丈夫，也提高了她自己的生活品質。

李太太還發現，與其他照顧者分享經驗對她來說非常有幫助。在支持團體中，她學到了其他照顧者的應對策略，比如如何有效地與患者溝通，以及如何處理行為問題。她還學會使用社區資源，比如尋找專業的居家照顧服務，讓她有時間做自己喜歡的事情，像是閱讀和園藝。這些改變不僅幫助她減輕壓力，也讓她感到自己不是孤單一人面對挑戰。

----

2. 楊先生家中有位罹患中期失智症的母親，他是主要照顧者，這段時間以來，最大的挑戰就是平衡工作和照顧責任。為了解決這個問題，楊先生與他的雇主協商，安排了更彈性的辦公室工作和在家工作時間。他還尋求了專業照顧服務，以便在工作時有人照顧他的母親。因為這些調整，楊先生不僅能夠更好地照顧母親，也減少了自己的壓力和疲勞。

楊先生還發現，定期與他的母親一起參加記憶訓練班和其他社交活動，對他們兩人都有好處。這些活動不僅幫助他的母親維持認知功能，也為楊先生提供與其他照顧者交流的機會。因為學員

的分享，他開始使用一些管理工具和 App 來追蹤母親的醫療訊息
和日常照顧計畫，能更有效地管理時間和資源，讓他在照顧母親
的同時，也能保持自己的工作和個人生活。

----

3. 陳女士為了照顧晚期失智症的父親，面臨到情緒問題和社交
隔離。為了應對這些挑戰，她開始利用線上資源和論壇與其他照顧
者交流心得，也參加由政府委託長照機構舉辦的「居家服務員」、
「個案管理師」培訓課程，學習更好地照顧父親和自己。這些資源
不僅提供實用建議，也給予情感上的支持，更建立了有用的人際脈
絡，讓她得以運用於照顧父親。

陳女士逐漸意識到，照顧自己的重要性與照顧父親同等重要。
她開始實施定期的自我照顧時間，比如每週至少進行一次自己熱
愛的泡澡和閱讀時間。此外，她開始定期諮詢專業心理師，幫助
她處理照顧過程中的情緒壓力。陳女士提高了自己的情緒健康，
也變得更有能力和耐心去照顧她的父親。她參與支持團體分享自
身經驗時，也讓其他家庭的照顧者認識到，妥善照顧自己是照顧
他人的重要基礎。

以上這些個案故事皆反映出照顧者共同面臨到的挑戰，例如情緒
壓力、時間管理困難和社交隔離。但透過尋求外部資源支持，照顧
者們找到了各自應對這些挑戰的有效方法，同時幫助照顧者在過程
中依然保持身心健康，正向面對與失智症家人共處的生活。

Chapter 5

失智症照顧者
如何應對周遭人的眼光

對於照顧者來說，除了照顧失智症的家人、自己，還有來自外界的龐大壓力，其中有一些自以為善意的態度反而會使照顧者和其家屬感到不被尊重、不被理解之餘，還可能成為相當程度的人際和心理壓力。

失智症者和照顧者面對周遭人的困境

　　許多人對於失智症都有誤解或刻板印象，認為失智症者是「失去記憶」或失去「行為能力」的人，在沒有深入了解失智患者的病情和他的生命故事之前，往往會表現出自以為善意的態度或熱情提出建議。例如有些親友、鄰居們會告訴家屬應該如何照顧失智症者，或者擅自評論、質疑家屬的照顧方式，但是自以為善意的態度會使照顧者和其家屬感到不受尊重、不被理解，同時造成對方的心理壓力。

自以為善意的態度及其可能的影響

　　自以為善意的態度往往源自於人們對某一情境或問題的過度自信。親友、鄰居可能覺得自己了解失智症者和家屬的需求和挑戰，也認為有能力給予建議或幫助。其背後動機大多出於關心和好心，但實際上大眾對於失智症這個複雜的疾病缺乏全面的認識，所提出的建議和幫助可能不符合實際情況。

　　這些建議對於患者本人來說，不見得是最直接或最有利的實質幫助，反倒造成心理壓力。尤其當他人試圖強迫失智症者做某事或做出決定時，他們容易感到被壓迫或自主權被剝奪，進而產生困惑或覺得害怕；又或者因為他人不盡恰當的幫助或建議而感到沮喪或挫敗，失智症者真正需要的是周遭人的同理心和耐心應對。

狀況 **1** 旁人未確認患者需求的過度關懷

一位鄰居看到失智症者在家門前徘徊，認為他迷路了，於是問他要去哪裡？但實際上，失智症者只是在享受戶外的燦爛陽光，當下並不需要幫助，這種行為雖然出於好意，但可能會使失智症者感到困窘。

💡小技巧

有些好心的陌生人或鄰居發現失智症者需要幫助時，會詢問對方想去哪，但患者本身不一定能明確回應。如果照顧者在旁看到了，基於感激的心情，可以回覆對方「謝謝關心」，或是教失智症家人說自己只是想曬曬太陽或出來走走，等一下就會回家了，讓對方知道現在並不需要幫助。

狀況 **2** 親友自以為適當的建議

一位親戚建議失智症家屬應該將家人送到長照機構，他認為這樣能為家屬減輕壓力。但失智症者本人想住在已經住了50年的家裡，家屬也認為與家人在一起，失智症家人會感到比較安心和快樂。旁人不盡恰當的建議可能會使失智症者認為自己拖累家人，家屬們也感到不被理解和難以好好解釋。

有些親友或鄰居還會對家屬說：「我完全明白你的感受。」但他們可能從未經歷過照顧失智症者的挑戰，事實上無法完全明白照顧者歷經了什麼樣的過程和心境變化。

💡小技巧

親戚畢竟不是長期同住的家人，所以對於患者真正需要的照顧方式很難完全理解，當照顧者和家屬面對這樣的建議時，先以善意表達感謝，接著只要回答會跟家裡好好討論這些建議即可。至於來自親友們的慰問或同情，照顧者很難在當下用三言兩語簡單解釋自己長期面對的挑戰和壓力，簡單回覆對方「謝謝關心」就好。

狀況 3 失智症者購物時，旁人擅自插手

一位女士在超市看到失智症的鄰居在選擇食物時猶豫不決，於是主動為他做選擇並放入購物籃中，還善意地幫他結算購買的金額。雖然這些的舉動出於好意，但可能使失智症者發現自己似乎無法做決定，或是覺得自己無法完成簡單的任務，內心因此感到挫折。

💡小技巧

失智症者在接受幫助之前，不妨直說「我還需要時間想想」，或是「讓我想想需要什麼，有需要的時候再請你幫忙」，一方面婉拒對方的同時，也讓想幫助自己的對方感受到善意。

狀況 4 親友們堅持推薦的療法或建議

有些親友會堅持或強力推薦某種「神奇療法」、某個老師的秘方或保健食品，認為可以幫助失智症者恢復記憶，或是改變他們的精神及其他行為症狀，所以大力推薦或催促患者或照顧者及家屬們嘗試。

💡小技巧

民俗療法眾說紛云，但若是缺乏科學根據，照顧者和家屬們也無法判斷是否適合失智症家人。這時可以跟對方說：「我會問一下主治醫師，討論看看是否適合。」當下不用直接拒絕對方，但可以讓對方知道你收到關心了，並且會進一步和醫師討論。

狀況 5 直接或過度干涉照護者的照料方式

有些親友喜歡將照顧者與其他照顧者做比較，認為其他人的照顧方式更好或更有效，會讓照顧者覺得不安或質疑自己的能力或引發口角。另外一種是過度干涉照顧者的決定，例如堅持要患者積極參與醫療照護，或要求照顧者直接改變失智症家人的日常安排等等。

💡小技巧

面對未參與照顧計畫的親友說這種話時，照顧者難免會感到壓力和心生不悅。這時或許可以邀對方也參與照顧計畫，溫和詢問對方他能提供的實質幫助有哪些，讓對方知難而退或變成助力。

狀況 6 周遭人過度的善意保護

有些鄰居或朋友認為失智症者不應該獨自外出，覺得很危險。因此，每當他們看到失智症者獨自在住家附近散步，就會立刻通知家屬，但過度的關心可能使失智症者本人和家屬感到被束縛和困窘。

有時候，照顧者讓失智症家人做一些力所能及的工作，被來訪的親友看見，他們會立刻批評照顧者不孝順，居然讓長輩做事。

💡小技巧

沒有和失智症者同住或參與照顧計畫的人難免會用自己的想法評論，但其實一味的過度保護，可能加速失智症者的大腦功能更快退化。若是不想跟對方做太多解釋，在謝謝對方的同時，可以說：「我們下次會多注意」、「我們都有在一旁觀察，可以放心，很安全。」讓來訪的親友知道家人有在關心長輩，並不是放任長輩獨自行動。

只要是在安全的環境下，如果失智症者主動表示想嘗試一個新的活動或興趣，照顧者和家屬應提供必要的支持和陪伴，在旁默默守護，甚至多用言語鼓勵，而不是立刻否定他們的想法。例如，患者本人說想要自己做飯，我們可以在旁邊觀察，同時確保他們的安全，而不是立刻接手或不讓他們做。

MEMO

在失智症者面前不合適說的話

失智者照顧者和家屬在和外人提到家中長輩時，需注意別在患者面前直接說：「他得失智症了」這類的話，尤其個性是比較愛面子的長輩，更會介意外人知道他的狀況。同時，避免在他人面前或公共場合討論失智症家人的狀況或照顧時的困擾，這類敏感話題很容易衝擊患者本人的自尊心。

失智症者被旁人自以為善意的態度所困擾

　　旁人自以為善意的態度會讓失智症者感覺被束縛或被忽視，由於認知能力受損，他們可能無法完全理解或表達自己的感受，但仍能感受到他人的態度和行為對他們的影響。當旁人試圖為失智症者做決定或強迫做他不想做的事，又或者忽視他們的需求時，他們可能會感到困惑、沮喪或害怕，以下有幾個例子：

狀況 **1** 被強迫參加團體活動

在沒有事先告知的狀況下，失智症者被家屬或朋友強迫參加某個戶外的團體活動，例如遠程旅行。儘管親友們認為這樣可以讓失智症者出外散心，有利於個人的社會健康，但如果患者本人喜歡待在熟悉的環境，就可能會因為陌生的環境或人群而感到不安或害怕，反而影響身心狀況。

💡小技巧

平時先確認患者想要參加的各種活動並排定優先順序，並將各種活動適度安排在日常生活之中。在每個月底前列出下個月的生活計畫並讓關心患者的親友知曉，如此可避免親友臨時的善意安排。一旦遇到這種狀況，只需簡單回答：「長輩他那天要去參加XX活動喔，已經說好了，不方便變卦」。

狀況 2 時不時的猜名字遊戲

失智症者的家屬或朋友認為應該參與更多活動來刺激他們的大腦功能。因此，在家族聚會時，要求患者一一辨識親屬、說出稱謂和名字。結果造成失智症者的極大壓力，每當說不出來或說錯時，家屬們露出的失望表情，反而嚴重傷害了失智症者的自尊和情緒健康。

💡小技巧

很多親友都希望失智的長輩記得自己，但是長輩暫時生活在另外一個平行時空。若是長輩忘記自己名字，主要照顧者請提醒親友先準備個人的清晰照片，並寫下自己的名字和與長輩的關係，例如大女兒雅婷，幫助長輩喚起記憶與正確說出名字。在一旁邊的家人自然寒暄即可，好讓長輩不用單獨面對，能獲得語言提示，同時緩和氣氛。

狀況 3 非己意的飲食選擇

失智症者可能想吃某種食物，但被家人告知那不是健康的選擇，對大腦沒有幫助，所以被強迫吃其他食物。但是被強迫的方式會使他們覺得自己的選擇被忽視，並且可能導致他們拒絕進食。

此外，如果失智症者以往有固定的飲食習慣，照顧者和家屬應該尊重並嘗試適應（例如早上習慣喝杯熱茶或牛奶，不妨先幫他們準備），而不是試圖改變患者。

💡 小技巧

事先請教專業營養師，依據失智症家人的飲食喜好協助規劃好每月的健康菜單，如同學校的午餐菜單一樣。針對熱心親友的飲食建議，一樣先感謝他們的關心，只要回答會諮詢營養師的專業建議再行安排。

狀況 **4** 被干涉的睡眠習慣

事先請教專業營養師，依據失智症家人的飲食喜好協助規劃好每月的健康菜單，如同學校的午餐菜單一樣。針對熱心親友的飲食建議，可以先感謝他們的關心，只要回答會諮詢營養師的專業建議再行安排。

💡 小技巧

人體的自然晝夜節律會讓我們在午後犯睏，據研究發現，適時小睡將有助於提高專注與記憶力，但建議午睡的時間不要過晚，最理想的是下午1點到3點之間，每天大約30～60分鐘，起床後可陪伴長輩做些他喜歡的事，以減低因午睡被喚醒的不悅感。

狀況 **5** 日常衣著的善意安排

當失智症者想要穿他們最喜歡的衣服時，家屬或照顧者發現那件衣服有點破舊，並且認為他們應該穿得更整齊，因此幫他換上其他衣服。此外，家屬或照顧者有時候會在失智者的衣領上或後面註明自

己是失智者或要求出門時帶聯絡小卡，這可能會使失智症者感到非常丟臉，進而拒絕出門。

💡小技巧

失智長輩對於衣物的依戀有時只是因為習慣與安全感，即便愛穿的衣服老舊，但只要潔淨，照護者就不需過度擔憂他人眼光，只要長輩覺得舒服自在即可。萬一破損了或是要參加重要場合，可以提前幾天準備幾件衣物供長輩選擇，並在選好的衣服上貼上代表個人的識別貼紙，營造專屬感（這是我平時指導照護失智症者時慣用且有效的方法，個人專屬的識別貼紙會讓失智症者較容易辨認家中物品，並接受新來的物件，大家不妨試試這個小方法）。

狀況 6 懷舊的需求被忽略

有些失智症的長輩很喜歡聽老歌，或是看他們年輕時看過的電影、戲劇等等，但家屬認為他們應該接觸更多新的事物和社會接軌，當他們的選擇被忽略或否定時，他們可能會感到失落或徬徨。

💡小技巧

對長輩而言、最撫慰身心的總是以往熟悉的歌曲及屬於他們年代的人事物，不需要因為他人建議要與社會接軌，而剝奪了他們探詢心安且歡愉的喜樂；照顧者可以陪伴長輩們看些他們可以接受的綜藝或旅遊、飲食節目，透過講解及說明，來增加他們對於新事物的認識與了解。

狀況 **7** 被迫要求多社交互動

有些失智症者因為自己的病情而感到害羞,所以不喜歡參與需要社交的場合,或是不想與不熟悉的人互動,若被強迫與訪客打招呼或全程參與社交活動,會使他們感到壓力和不自在。

每位失智症者的個性都不一樣、嗜好興趣也不同,若患者本身就有固定嗜好,比方安靜地看書、聽聽老歌或做自己喜歡的事,也是很好的,這時照顧者在一旁默默地陪伴,就是最好的支持,照顧者和家屬也需要尊重失智症者有選擇自己想要生活方式的權利。

💡小技巧

每個人都有自己的個性,尤其面對失智症病程,患者的內心壓力一定與日俱增,尤其像被橡皮擦抹去的生活習性與記憶,會讓患者越來越難適應不熟悉或有陌生訪客的社交場合。建議照顧者在社交活動前,先讓失智症家人知道等下和誰見面,並事前告訴來訪者簡單打招呼就好,不須刻意話家常,以降低雙方緊張感,並掌握探訪時間,不宜過長。

狀況 **8** 在日常生活中被過度幫助

如果失智症家人認為自己還能勝任某些日常活動,如穿衣、做飯、刷牙或梳頭(實際上也能勝任),但照顧者或家屬認為他們有責任要幫他,而主動接管了這些日常活動時,會使失智症者感到自己的能力被低估。

💡小技巧

照顧失智症家人有時如同照顧孩子，需要適時放手，讓他感覺「我做得到」而感到自信與歡喜，這對於病程逐漸惡化的患者來說是很重要的生活動力。照顧者別在意他人質疑的眼光，不妨調整成為陪伴角色，在安全的範圍下讓他自己來，就算菜洗好、沒切成段就要下鍋，又或是衣服扣子扣歪了也沒關係，我們可以在旁陪伴並迅速排解，讓他享受自己獨立完成的喜悅。

　　以上這些實例都顯示了失智症者如何被旁人自以為善意的態度所影響，因此感到困擾、失落、低掌控感和低成就感，這些皆不利於心理健康。對他們來說，病程中仍能受到尊重和被理解是非常重要的。

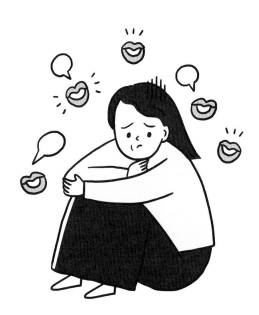

建立支持性環境有利於照顧計畫推進

　　大眾對於失智症的認識還非常有限，通常無法全盤了解這個疾病的所有面向，所以容易基於自己的假設或經驗對於照顧者或患者病情提出質疑，誤以為患者的某些行為是刻意的或可控制的，以致於傷害到或動搖照顧者一直以來無私奉獻的心。這時，照顧者不妨基於自己的需求，積極建立「支持性環境」來幫助自己更有方法地面對周遭人的聲音和眼光。

支持性環境有利於患者和照顧者的身心健康

　　失智症者及其照顧者每天都要面對疾病帶來的不確定性和挑戰，為降低照顧時的心理壓力，照顧者應該先了解自己的需要，多多參加支持團體、諮詢專家或尋求心理諮詢，或是參加工作坊、講座或分享會，透過心理師和團體成員的分享，蒐集更多應對方式和技巧和社交支持，幫助自己更適當地與患者、周遭人、陌生人互動。

　　此外，照顧者也可以主動向周遭人解釋失智症的特點和需求，讓他們了解做些什麼能真正符合患者身心及生活需要，同時提出「唯有實質幫助，才會更有效率地照顧失智症家人」的概念。透過平和的溝通和教育，逐步消除周遭人的誤解，建立一個更加包容、理解的支持性環境，不僅可以提高失智症者的生活品質，也為照顧者帶來所需的情感支持和幫助。

正向個案

1. 李先生的母親被診斷為失智症,在照顧過程中,他發現雖然大多數朋友都非常關心母親的病情,但許多人不知道如何與她互動。於是,他決定製作一系列短片,說明如何與失智症者有意義且愉快的互動。這些短片成為了社群媒體上的熱門話題,不僅幫助他的朋友和家人了解如何與他的母親互動,也幫助其他許多家庭適應類似的情境。

2. 張小姐的父親患有失智症,當她和朋友說明這個情況時,她發現大家對失智症的認識甚少,有些人甚至會避免和她的父親互動。於是,她決定在家裡舉辦一個小型座談會,邀請先前認識的失智症專家的朋友來解釋這個疾病的變化過程,以及如何與患者互動。座談會後,不僅讓她的朋友和家人更了解病程和身心變化,還讓他們知道如何給予她和父親適當的支持和鼓勵。

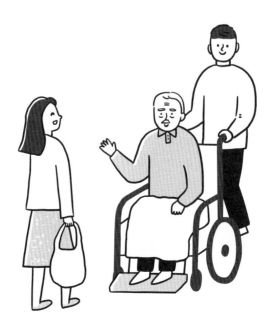

照顧者如何引導大眾不以錯誤觀念自我解讀失智症？

　　面對不太理解失智症的親友時，照顧者可以運用影片播放，讓他們直接了解失智症的真實狀況，並強調它是一種複雜且多面向的疾病，照護工作也需要透過學習或訓練，是一項需要全心、耐心和愛心的工作，能避免自己面臨親友們不必要的指責或不理解。我們可以透過衛福部整理的重要資訊和懶人包，讓他們了解失智症的面貌和患者行為背後的原因，教育大眾了解失智症者仍有其尊嚴和感受，並鼓勵他們與患者建立正面的互動。

衛福部及**LINE TV**宣導的失智症影片：

（完整版）　　（3 分鐘版）　　（LINE TV 平台）

　　面對失智症全球盛行率不斷上升的未來，我們應該努力提高大眾對失智症的認識和理解，創建一個更具包容性和支持的社會環境，讓失智症的照顧不是只侷限在一個家庭裡，也能從社會上得到不同層面的幫助和資源，讓患者和照顧者家屬得到情感上的關懷和尊重，更有底氣地積極面對日後生活。

Chapter
6

撫慰失智症者情緒的
芳療提案

失智症者也需要生活和社交，有助於延緩病程，而芳療是最直接親近他們的多元方式，像是嗅聞香氣、按摩、玩手作，或透過AR實境、芳療App遊戲互動等，芳療師將分享各種療癒解方、精油介紹讓照顧者能輕鬆使用，讓失智症者也有一定的生活品質。

有助延緩失智症病程的芳療生活

在過往的臨床照護經驗中，我們發現芳香療法能為失智症者緩解身心失衡的不適症狀，增加患者們的生活品質，用香氛創造一個舒適和撫慰人心的療癒環境。

環境的建立對於失智症者來說很重要，要依據其認知功能障礙所出現的症狀加以陳設塑造，除了講求歸屬感與心安的佈置及便利安全的空間動線外，還可以透過植物與香氣的多樣性來打造身心舒暢的生活情境。根據研究，人的五感感知中，嗅覺最容易影響到人體的生理與情緒，若加以善用，還有助於調整記憶與情感之反應。不少針對失智症長者的芳療研究就採用懷舊治療的方式，使用在成長過程中有意義且喜愛的香氣，以放置、噴灑或擴香法將香氣鋪陳在空間環境裡，不僅有利凝聚對患者來說極為重要的歸屬感，更營造他們對於空間的辨別和輔助意識回歸。

我們可以選擇長輩喜愛的香氣，例如放一盆開花的茉莉或在客廳擴散精油馨香，讓長輩一回到家就有放鬆的同頻感受；而在房間則可散佈另一種喜愛的氣味，如薰衣草或茶葉香包，或在飯廳擺放橘子與蘋果，讓果香氣息自然散佈，這些都能讓失智症長者經由嗅聞不同香氣來辨識居家空間，同時對於居家作息的調配也極具輔助指引。據研究統整，芳香療法在於失智照護臨床實踐上，主要的好處如下：

好處 1 改善認知功能：

失智症者的大腦功能異常，以致於認知功能受到影響，芳療師建議可使用真正薰衣草、沉香醇百里香精油，藉由改善認知力，同時提高注意力，有助於刺激大腦活動，促進人體記憶和思維能力。

好處 2 減輕焦慮和壓力：

在病程中，失智症者和照顧者都會面臨焦慮和壓力。芳療師建議可使用洋甘菊、甜橙精油，它們具有鎮靜和放鬆的效果，能幫助減輕負面情緒、壓力和焦慮感。

好處 3 改善睡眠品質：

失智症者常面臨不同的睡眠問題，如失眠、夜半醒來等等，芳療師建議可使用橙花和檀香，它們具有鎮靜和促進睡眠的效果，進而改善睡眠品質。

好處 4 促進情感連結：

芳香療法可以通過香氣的觸發，喚起失智症者的過往回憶和情感聯繫。特定的香氣還能支援記憶回溯，重拾過去有意義的經歷，增加與照顧者和周遭環境的連結。建議陪著失智症家人找出喜愛的精油品項，再透過薰香嗅聞、撫觸按摩等方式，有利於促進彼此的情感。

好處 5 改善生活品質：

芳香療法可以提供人體舒適和愉悅的感受，且使用方法廣泛多變，芳療師常使用於臨床個案上，幫助失智症者提升生活品質。香氣的選擇不僅能根據個人喜好和需求進行個人化調製，還能用於各種手作，豐富失智症者的日常活動。

然而，需要注意的是，每個人對芳香療法的反應有其個體差異，因此精油的調製使用就得因人而異。在使用精油和香氣之前，請先確實參照本書建議，確保安全使用和適當的劑量。同時，芳香療法只是失智症照護的一種輔助方法，建議作為整體健康照護計畫的一部分，並與其他治療和健康管理策略相結合為佳。

芳療結合科技或遊戲，豐富失智症者的日常生活

由本書作者臺師大健康促進與衛生教育學系郭鐘隆教授所帶領的研究團隊，近年來積極創新設計可以促進高齡者身心健康的科技服務，應用3D VR（虛擬實境）結合芳香療法、園藝及懷舊治療等等，讓長者透過3D眼鏡與耳機的佩戴，就可以進入課程主題相對應的3D虛擬世界，引領他們漫步山林或採擷水果與花卉，協助長者重拾與大自然的連結；另以AR（擴增實境）所研發的芳療桌遊活動，讓長輩有能力自行操作，讓五感訊息接收去重塑體驗自然香氣的美好，也大舉撫慰情緒與身心的失衡；而藉由高階顯示器所打造的智慧魔鏡，得以透過模擬與互動來改變長者運動習慣的建立。多項研究皆指出，科技應用對於促進高齡者身心健康有明顯助益。參與科技課程的長輩們超過70%顯示能有效延緩病況且改善其失智惡化程度，活用實境科技與AI人工智慧足以優化高齡者的晚年，協助邁向健康老化的人生。

使用前的了解：淺淡芳療

芳香療法（Aromatherapy）是法國化學家雷內‧摩利斯‧蓋特佛賽（Gattefosse）在1928年創造的嶄新論述，就此開拓芳香療法的里程，並推動植物能量療癒的新紀元。芳療應用普遍著手於使用精油、純露及植物油應用，三者在臨床使用各有特點，以及擅長療癒的面向或群體，並非坊間商業行銷獨斷認為「精油即是芳香療法的全部」。純露及植物油在療護執行上亦有所長且更安全，尤其是嬰幼孩童、孕產婦、老人及虛弱族群，更需要不傷害、不干擾人體系統及運作，甚至不影響既有藥物效果。

何謂精油？

是採擷大自然植物之二次代謝產物，經過合宜的萃取方式（蒸餾法、脂吸法、冷壓法、溶劑萃取法等等）擷取出極為少量的芳香分子，取油率約佔植物的0.01%～10%。舉例來說，用蒸氣蒸餾處理360朵新鮮玫瑰花苞，只能擷取1滴玫瑰精油；就算以萃油率最佳的冷溫壓榨處理整顆新鮮檸檬，也只能萃取約5滴檸檬精油。換句話說，每滴精油都極其濃縮，不可在未經調和稀釋的狀況下直接碰觸肌膚及黏膜（輕則導致表皮黏膜刺激受損，重則恐引發接觸細胞產生變異而危害人體健康）。

此外，世界各國在推動芳香療護之際，都曾不約而同多次提及「嚴禁錯誤性口服精油」的警示，希望遏止單純訴求銷售利益卻罔顧人命安全的惡劣行銷。

何謂純露？

植物經過蒸氣蒸餾或水蒸餾法，同時取得富含植物香氣精華的液態產物，經過水蒸氣高溫穿越植物儲存精油的香氣囊胞，複合性氣體再經冷凝裝置還原成為液體，經過降溫及時間等待，即可透過比重差異取得比重較輕的上層精油及下層比重較重的純露（亦可稱花水或精露）。

純露的香氣及活性成分雖然不及同時萃取得來的精油，但其獨特的分子特性卻保留較多酯類成分，分子較大且較為穩定，因此在芳療使用上比精油更加安全，作為無法使用精油時的替代性療護。只要經過專業芳療師的諮詢調配，可以稀釋有機純露後飲用或加入餐食中，適度稀釋後還可用來濕敷或噴灑、口漱，或加入浴盆、浴缸裡浸泡使用，或以乳液或凝膠調製塗抹於肌膚上。

何謂植物油？

有別於高揮發特質的精油屬性，萃取多來自於植物種子、果實及蔬菜油脂的植物油就屬於非揮發特質，其不易揮發的特性特別適合作為調製精油的媒介，除了能稀釋調整精油給各族群使用外，亦有助於調和後使用的精油暫存於肌膚表面，讓精油分子分批進入人體，以延長其作用，是極為優良的療護基礎油。

植物油本身極具各種有利於皮膚的親膚特質，尤其是膚況較為敏感嬌弱的嬰幼孩童、老人或長照個案，可用數種植物油搭配調製

成呵護肌膚的處方。適合失智症者或長輩的植物油品項有：甜杏仁油、荷荷芭蠟、小麥胚芽油、椰子油、金盞花浸泡油等等。

甜杏仁油（Almond sweet／*Prunus communis*）

廣泛使用於芳香療法中，具有極高度滋潤與軟化角質功能的珍貴成分（維生素A、B1、B2、維生素B6及豐富的蛋白質），其質地溫和輕柔且高效滲透、是極佳的天然保濕劑，連嬰兒都可以使用，也是長輩族群出現皮膚乾燥、搔癢、炎症過敏常用的植物油品。

荷荷芭蠟（Jojoba Wax／*Simmondsia chinensis*）

分子比甜杏仁油厚重，其結構類似鯨臘，與人體皮脂有98%的一致性、含類膠原蛋白、是滲透性極強的油脂。富含維生素E、蛋白質和礦物質，極適合因循環不佳而導致吸收不良的膚況；它的耐強光、穩定性佳，故常用於芳療品調製，可延長手作的保存期限。

小麥胚芽油（Wheatgerm／*Triticum vulgare*）

富含極高的維生素E，被譽為皮膚美容保養聖品，極佳抗氧化、有助細胞再生，是延緩老化及乾燥、皮膚炎膚況的良好選油；其活化及暖膚特性可幫助局部循環增進活絡，因此也適合作為局部肌肉疲勞或痠痛時的調配處方，取5%～10%與甜杏仁油或荷荷芭蠟調和，即可作為緩解痠痛之按摩使用。

椰子油（Coconut／*Cocos nucifera*）

椰子油是一種白色固體結晶（高度飽和）脂肪，大約在25℃以下就會凝固，自帶夏威夷豔陽般獨特且自帶甜蜜的氣息，常作為長輩群體進行懷舊治療的連結香氣，能療癒他們的身心和情緒。但用於肌膚保養時，需調整其大分子特性，取5%～10%與甜杏仁油或荷荷芭蠟調和，再行使用。

金盞花浸泡油（Calendula／*Calendula officinalis*）

又稱做金盞菊，是極為常見且功效極佳的浸泡油脂，製作方法是將已經處理好的金盞花花瓣浸泡入植物油中，待香氣被植物油擷取後即可瀝出植材使用。金盞花浸泡油多用於消弭肌膚炎症、強化膚表防禦力，是弱敏肌膚極佳的療護首選，建議採買浸泡在甜杏仁或荷荷芭蠟中的金盞花浸泡油，而不是市售常見浸泡於橄欖油中的浸泡油，以避免橄欖油質厚重而影響金盞花有效成分的釋放。

 MEMO

為何不建議使用礦物油脂？

在居家照護上，有些人為了便利而使用有別於植物萃取的礦物油脂，但礦物油來源主要提煉於石油（例如嬰兒油、凡士林），雖可長期保存十年之久，不似植物油容易在高溫環境下氧化而易出現油耗氣味，看似有優點，但因為其結構不容肌膚吸收，故塗抹後會形成一層類似保鮮膜的覆蓋層，只能作為避免溫度或水分散失的處理，對於肌膚照護及皮脂調節並沒有益處。若錯誤使用的話，礦物油將會影響毛孔通透，反倒讓肌膚越發乾燥甚至誘發敏感狀況。

精油的吸收方式及代謝

　　在芳香療護中，多以「經皮膚吸收」、「經呼吸道吸收」兩種方式進入人體，這兩種方法賦予的照護各有所長，但皆能撫慰人體的生理及心理情緒。近年來，芳療師常施作於失智症者身上，每每都能得到顯著成效。

經皮膚吸收：以按摩、塗敷、浸泡等等方式，直接使用在不舒服的患處，如消化不良，即可調配精油再塗抹於腹部；覺得肩頸僵硬，則可直接按摩於肩頸處；甚至是不方便直接塗敷的傷口患部，亦可於患部的遠端使用調合精油，待精油被皮膚吸收後隨血液回流，自會攜帶精油途經患處，以達協助修護成效。

也就是說，當精油進入人體後，透過血液循環會將精油帶往全身，因此身體當中血液流量較大的器官或組織，該處細胞所接受到的精油分子相對也較多。我們的內分泌腺體、心臟、肺臟、腦、肝臟、腎臟、脾臟是血液流量最大的幾個器官，接下來是脂肪含量較少的皮膚與肌肉，之後為脂肪組織，血液流量最少的則是韌帶、肌腱、牙齒與骨骼。

經呼吸道吸收：以空間薰香、擴香等方式做使用，精油會以氣態方式在空氣中散播，其分子會對我們的嗅覺神經產生作用，該物質適應其氣溫與氣壓後揮發，再被鼻腔黏液所接受。一般來說，氣味會透過嗅神經並從嗅球內的神經細胞直接傳送到大腦的嗅覺

皮質區，進而對大腦中「顳葉的嗅覺皮質」及「邊緣系統中的扁桃體」產生影響，對於邊緣系統與情緒及感受有著極為密切的關係。

香氣對於人體的觸動與療癒

在嗅聞香氣的過程中，人體的心理會對不同氣味產生正面或負面聯想，因為嗅覺和記憶以及過往的經驗有密不可分的關係，有關的感覺或情緒會「無意識地」重新被喚醒。因此可說，香氣吸嗅對於靈性心理的照護是立即性的，如果能夠找到合宜相對應的氣味就能調整人們的心情、行為、學習與記憶，這樣的途徑表現對於失智群體或受情緒壓力困擾的人們極具協助性成效。

例如：甜橙氣味會讓人體的血清素生成，增進身心愉悅的感受；雪松、檀香等木質香氣有助副交感神經啟動，進而達到肌肉緊繃緩解及情緒壓力釋放的效果；檸檬及茶樹的激勵特性則有助於專注力提升，讓人精神振奮的同時又消弭身心疲憊。

MEMO

精油在人體中如何進行新陳代謝？

當精油進入靜脈循環後，會被帶到肺臟、腎臟及皮膚，以呼吸、尿液與排汗方式與身體的其他廢物排出體外，人體排泄有95%幾乎都是透過腎臟→尿液的路徑排出。一旦精油進入體內後，於血液、呼吸氣體及尿液中都可以測到精油分子的存在。

芳療師給失智症者的香氣療護建議

❶ 出現「妄想」時的芳療處方

妄想是感覺自己在某個時間或狀況上受到威脅，需要協助整理思緒並轉移患者的注意力，讓心情放鬆，就不易心生懷疑。芳療師建議可以使用迷迭香、山雞椒和檸檬。

迷迭香和檸檬都具有集中與振奮精神之特性，同時活化激勵我們的腦部神經，尤以迷迭香有許多文獻都談及醒腦成效，結合檸檬使用則有助於提振交感神經，並提升專注力、改善妄想的症狀；含有與檸檬相同的主要分子——「檸檬醛」的山雞椒，可以協同檸檬達到提升思緒清晰運作。調和這三種香氣搭配香氛鍊於日間使用，讓香氛鍊與使用者近距離接觸，每天佩戴於胸前6小時以上，經由鼻腔嗅吸香氣即可。

❷ 出現「幻覺」時的芳療處方

幻覺是缺少現實感，感覺失衡或感覺到一些不存在的事物，包含視覺、聽覺、觸覺、嗅覺、味覺等感官都可能出現幻覺。為幫助患者轉移注意力，同時讓情緒愉悅與放鬆，芳療師建議可以使用佛手柑、萊姆、苦橙葉。

佛手柑、萊姆能使思緒變得清晰，讓使用者收攏觀照自己的身心

現況，排除幻覺相關的失調症狀。而苦橙葉的醇類成分，得以穩定神經傳遞以接收正確訊息。結合這三種香味調製按摩油，經由體表按摩吸收，能穩定感官知覺，協助有幻覺失衡的人拉回渙散思緒，減緩症狀並增加現實感。

❸ 出現「激動／攻擊」的芳療處方

當失智症者情緒激動或過度亢奮時，首要緩和他當下激動、煩躁跟焦慮的感受，芳療師建議可以使用柑橘、檀香、乳香。

香氛運用

柑橘能使人感到愉悅、身心放鬆，而檀香與乳香屬於傳統扎根的氣味，用以提振副交感神經，讓身心感受和諧安適。結合這三種香味調製乳液，由照顧者每日2～3次塗抹於失智症者的肩頸與前胸處，透過體表滑動撫觸，有助於身心緩和下來。倘若患者狀況屬於失智中期，則可於每日沐浴後，由專業照服員協助塗抹。

❹ 出現「憂鬱／情緒不佳」時的芳療處方

因為身體狀態不如以往的緣故，失智症者難免會感到憂鬱、力不從心的沮喪感，照顧者不妨為他們安排一些小活動，轉移病程中情緒不佳的狀況。芳療師建議可以使用喜愛的植物葉片，特別是氣味清新的尤加利葉。

芳療不只侷限於使用精油，運用植物再搭配手作，也是很好的方法。我們芳療師在照護失智症長輩群體時，會帶他們做「葉脈花卉移印染」的小手作，透過親手摘採植物去感受植物的觸感並吸嗅植物香氣，把葉片擺放在布材上敲打，創造出獨特圖樣，同時練習專注手眼協調。

「移印染」選擇的材料以大自然的葉脈為主，如圓葉尤加利、細葉桉的葉片，也可使用楓葉，在手捏碰觸過程中，嗅吸尤加利葉獨特寬廣的氣息，幫助緩解和鎮定情緒，增加自我成就感，以及創作時的滿足感受。

❺ 出現「焦慮」的芳療處方

當失智症者出現焦慮時，大多是面臨到無法掌控或解決的事情，這時就需要先舒壓、減壓。芳療師建議可以使用岩蘭草、葡萄柚、橙花。

過去眾多文獻提及岩蘭草極具放鬆與緩解焦躁成效，搭配葡萄柚能增加身心愉悅感受；而橙花香氣，則用以調整鎮定安撫焦躁的生理及心緒。結合這三種香味調製成唇膏隨身攜帶，在需要時，能立即塗抹唇部，擴散吸嗅香氣，達到舒緩情緒之成效。

❻出現「異常亢奮」的芳療處方

當失智症者出現異常亢奮的外顯表現，此時需要安撫人體神經傳導，幫助他們平定心緒、逐漸冷靜下來。芳療師建議可以使用丁香、歐薄荷。

丁香著重發炎消弭特性，用以緩解神經激進症狀；歐薄荷則極具提振身心的作用，藉此重啟神經訊息傳遞。結合這兩種香味搭配咖啡渣，製成能和緩身心的香包，讓患者手握療癒香包，以掌心搓揉讓味道擴散，協助緩解當下異常亢奮的身心狀態。

❼出現「冷漠」時的芳療處方

可以擺放簡單的花束或放進小花瓶裡（使用不易碎的材質），為失智症者創造明朗溫暖的室內空間，如同花朵賦予愛意的傳遞，運用陳設與布置減少冷漠的感受。

無論是乾燥植栽或親手做花束都可以，比方採用玫瑰、卡斯比亞及繡球花，束成永生花束。期盼透過花束的創造，提升自我的生活滿意度，亦增加個人情緒的美好支持。

❽出現「失控」的的芳療處方

失智症者失控時，通常是突發且難以掌控的暴衝，為了提升患者

本身的自制力、緩和情緒，平時不妨陪伴失智症家人建立「下午喝杯花茶」的習慣。芳療師建議可以飲用茉莉、桂花及羅馬洋甘菊花茶。

透過熱蒸氣味給予感官刺激，通過鼻腔嗅聞花朵的獨特清香，讓氣味穩定邊緣系統（中樞神經）緩解焦慮，上述三種花朵都能達到穩定心緒之成效。如果能買到新鮮香草更理想，透過親手裁剪，患者接觸植栽及嗅聞，放鬆莫名的焦躁身心，再將香草置入壺中、沖泡飲用（需依狀況評估熱水溫度及使用），待吹涼後小口啜飲，溫度和香氣加乘放鬆身心。

❾ 出現「易怒／不穩定」的芳療處方

情緒的展現與呼吸息息相關，透過呼吸緩和調整患者不悅的心情，有助於改變情緒瞬間的變化。芳療師建議可以使用月桂、甜馬鬱蘭、茶樹。

月桂、甜馬鬱蘭對於呼吸道暢通有非常良好的作用，且具平衡穩定呼吸動力的成效。而茶樹具有殺菌功用，同步穩定調節情緒起伏。結合這三種香味調製成吸嗅棒隨身攜帶，讓複合香氣透過鼻腔吸嗅或口腔攝入吸收，得以暢通呼吸且舒緩瞬間爆發的情緒。

❿ 出現「怪異（或重複）動作」的芳療處方

在臨床上，最常見到失智症者不斷重複相同行為，例如重複要求吃飯、重複某些動作（開關抽屜或房門、翻箱倒櫃、走來走去等等）。照顧者不妨提供足浴搭配香氣，提升人體溫暖及促進循環，活絡覺察洞悉、協助拉回渙散脫序的意識或思緒。芳療師建議可以使用藏紅花、沉香、檀香。

香業運用

選用藏紅花、沉香、檀香調製成足浴／沐浴鹽，浸泡局部肢體或全身。藏紅花能使血循暢通，而沉香、檀香有著收攏且安神的木質調香氣，加上溫熱水能和緩身心，幫助患者減少重複動作。

⓫ 出現「睡眠模式改變、夜間遊走」的芳療處方

睡眠習慣改變或睡眠品質不佳是失智症者的常見狀況，同時也會影響到照顧者的作息。芳療師建議可以使用真正薰衣草、艾草、綠薄荷。

香業運用

真正薰衣草是促進安眠的氣味首選，搭配華人熟悉、能增進平安保健特質的艾草香氣，能安撫鎮定身心，再添加綠薄荷葉的微涼香氣，用以疏通呼吸不順，讓患者睡得更好。以乾燥薰衣草、乾燥艾葉及薄荷葉混搭，手作成舒眠眼枕或香包，伴隨睡眠時使用。舒眠眼枕亦可作為熱敷枕使用，以數秒微波加熱方式，直接

放在眼周或熱敷於肩頸痠痛處，在睡前溫暖活絡身心，有助於安穩入眠。

⓬ 出現「食慾／飲食行為異常」的芳療處方

在香氣療癒的世界裡，柑橘類的果皮極具提振調節功能，有助於調整食慾。其中甜橙是極佳的氣息，不僅益於增進消化，還能提升愉悅感受，在孩童的食慾衛教中也常使用。芳療師建議可以使用甜橙、沉香醇百里香、香桃木。

甜橙氣味是安全有效的香氣，一般用來穩定孩子進食時的情緒，失智症族群也適用。再搭配沉香醇百里香、香桃木，利於穩定神經、殺菌，並且調整消化系統運作（改善脹氣、胃腸相關不適或消化不良）。結合這三種香味調製成空間擴香散播，或調製噴霧讓患者隨身攜帶；用餐前，事先噴在整個空間裡，進食時的身心就會較和緩且提振食慾。

安撫失智症者身心的撫觸手法

撫觸是人類最原始的需求，可用以感受呵護與關懷，協助探索深層內在的情緒，撫平歲月流逝帶來的憤怒與哀傷，讓人體回歸到自然與和諧的身心狀態。

觸摸是人們最早學會的交流式語言，也是最原始表達需求的肢體接觸。研究顯示，某些方式的觸碰可有效提升人體機能，自己用雙掌溫和覆蓋即將施行按摩的對方肩頸，可降低交感神經的悸動、提振副交感神經的作用，達到心跳和緩、呼吸延長、緊繃的肌肉放鬆、進而感受肌膚溫度上揚、身心壓力釋放，胃腸也得以開始蠕動消化，情緒壓力也會因此和緩或減少。

撫觸按摩是賦予愛及消弭身心混亂的良方

舒適的碰觸如同一個眼神、一抹微笑，擁有強大活絡身心的動能，有時甚至比言語傳達，更深入人心且讓人心安。若施行於失智症者或長輩身上，能有助緩解失智症狀帶給他們的不安與焦躁，讓日常生活變得較為輕鬆愉快，是開啟人際交流與溝通互動的最好方式。以下分享芳療師在臨床上常為失智長輩按摩的小技巧：

➕ 如果他表露得極為不安⋯

把手掌輕柔地貼在患者的背上，透過緩慢地打圓繞圈滑撫，可梳理並釋放心底的擔憂與恐懼。撫觸採用「時快時慢」的打圈節奏，能幫助調整長期固化生根的緊繃感，同時收攏散亂不安的心神。

✚ 如果他表現萎靡疲憊…

以雙手指尖輕柔敲（彈）患者肩頸及雙臂，輕重及速度可以模擬大自然的雨滴，如音符節拍敲彈著，不僅激勵神經系統傳導，更能立即加速體表血流運輸；或在天氣晴朗的時節，陪他到戶外走走，或帶他去見見談得來的知心朋友。

✚ 如果他過度焦慮煩躁…

用手掌摩擦輕撫患者的單側上臂，在撫觸過程中緩和應對，對於患者的焦躁行為或語言不需過度回應，只要微笑並簡潔地反覆告訴他：「好！我知道了！」或者「沒事的！一切都會好的！」

✚ 如果他的思緒又變得混淆…

請與患者面對面，用食指指腹輕柔反覆敲擊他的眉心（兩眉中間），直至他看向你的眼睛（讓注意力回歸），你可微笑且輕聲告訴他現實狀況（例如年份、當下所在地方等等），這過程中他或許會反覆詢問，仍請有耐心地重複給予堅定的回覆。

✚ 如果他食慾不佳或消化不好…

我們可依據需求給予合適的協助，如患者覺得脹氣，可調製驅風油塗抹在腹部，順時鐘為他慢慢按摩腹部胃腸處。如果是便秘，則用溫熱毛巾為他熱敷肚子，有助於促進排泄。如果是情緒差而影響食慾，就讓他嗅聞柑橘類香氣或提供花草茶飲。如果消化不好，不妨改變食物及烹調方式，或餐後陪他到戶外散步。

➕ 如果他顯露憂愁哀傷…

請用單手手掌柔和地摸摸患者頭部，從頭頂慢慢摸向額頭，滑撫數分鐘後，再以雙手大拇指沿著眉毛向外滑動，藉此鬆開他緊皺的眉頭。若身分允許，也可以輕輕地抱抱他，並輕聲告訴他：「別擔心，有我在！」

➕ 如果他難以入眠睡不好…

請跟他面對面坐著，引導他專注呼吸，你可以示範延長吸氣與吐氣的方式，讓他跟著你調節呼吸頻率，直至呼吸稍微平緩為止。爾後讓他躺到床上，請他閉上眼睛，用聲音引導他持續緩慢呼吸，可同時撫摸他的臂膀或輕輕拍著，如同孩提時光，父母輕拍著我們入睡一樣。

適合失智症者／照護者的精油介紹及使用注意

　　市售精油種類眾多，現今雖廣泛應用於日常居家及身心護理，但依據其香氣分子的作用與機轉特性，可將精油強弱分為快速（激勵）的前調、平衡（調整）的中調及和緩（鎮靜）的基調，共三大類。針對失智症族群（特別是長輩）在使用精油時就得審慎選擇，除了依循提振或放鬆的需求（例如可使用前調性用油振奮身心，或以基調用油協助緩解情緒緊繃或做舒眠護理），更應該排除個別生理與心理禁忌，及潛在與藥物交叉影響的危害！

　　特別說明，提供長輩使用芳療品項前，需了解「並不是所有精油都適合他們使用」，尤其是臨床實踐用油，那些易產生肝毒性及神經毒性的酮類及酚類，和牽涉較為複雜的醚類、香豆素類型精油就先被排除在長照護理的精油列表中。長照芳香照護講求的不僅是療效，更以安全為首要。本書介紹的24支精油，是筆者在25年間照護失智症及長輩族群最常使用的品項，雖然大多可安全調製使用，但仍需關心個別特殊情況。

如何調製植物油和精油使用？

　　精油調製應著重「少就是多」的原則，尤其針對老化、衰竭耗弱或多方用藥及有慢性疾病纏身的失智症長輩群體，也因此某些市售調製好的複方精油按摩品不見得適合長輩直接使用，其一是精油混摻，或許會用到不適合的禁忌處方，其二在於精油的滴數與調配劑量，對一般健康成年人或許無害，但對於新陳代謝普遍趨弱、有慢性病症及藥物使用的長輩來說，將導致所用精油無法及時代謝或長期儲存於身體，易造成人體系統干擾與危害。

　　依據臨床芳香照護、較安全且合適長輩們使用的調和劑量為1%，也就是5ml（g）基礎介質內加入1滴精油，攪拌均勻後再行使用。所謂的基礎介質是植物油、無香乳霜或乳液、無香沐浴乳，調配舉例如下：

基礎介質5ml（g）＋精油1滴	基礎介質10ml（g）＋精油2滴
基礎介質15ml（g）＋精油3滴	基礎介質20ml（g）＋精油4滴
基礎介質25ml（g）＋精油5滴	基礎介質30ml（g）＋精油6滴

柑橘 *Mandarin*

拉丁學名：*Citrus nobilis*

植物科別：芸香科

萃取部位：果皮

萃取方式：冷溫壓榨法

療癒本質：前中調

香氣特徵：淡淡橘子馨香、沉靜典雅、緩解安適

發源生長：中國、義大利和法國

療癒目標

消化照護：調理胃腸蠕動與肝臟功能，針對脹氣、食慾不佳、痙攣疼痛極有緩解成效，為嬰幼兒童及長照族群居家必備腸胃護理精油。

循環照護：促進膽汁分泌有利脂肪分解、預防體液停滯、改善循環不良（助排水）。

皮膚照護：促進細胞再生，可用於軟化角質、維持毛孔通暢。

神經照護：緩壓、安神、安眠（輕度催眠）。

安全規範

無。使用後的6～8小時內需避免曝曬於豔陽下。

甜橙 *Orange, sweet*

拉丁學名：*Citrus sinensis*

植物科別：芸香科
萃取部位：果皮
萃取方式：冷溫壓榨法
療癒本質：前中調
香氣特徵：橙皮馨香、溫暖圓潤，讓人感到心情愉悅
發源生長：地中海沿岸、加州、以色列、南美洲

療癒目標

免疫照護：提振免疫機能、調理慢性疲勞症候群、神經性止痛。

神經照護：極佳的抗憂鬱效果、舒緩情緒緊張所產生的頭痛與偏頭痛症狀，安撫鎮定情緒性失眠與精疲力竭現象。

肌肉照護：極具止痛、消炎成效，尤以肌肉痠痛與痙攣、扭傷拉傷等一般性運動傷害。

消化照護：健胃助消化、溫和緩解胃腸不適症狀，情緒失衡造成的腹瀉、脹氣、消化不良、食慾欠佳等等。

皮膚照護：促排汗，平衡油脂分泌、代謝皮脂髒汙（濕疹、脂漏性皮膚炎、油性頭皮屑）。

安全規範

儘管屬性溫和，但過敏性膚質者仍可能出現刺激或敏感反應。請注意光敏反應，使用後的6～8小時內需避免曝曬於豔陽下。

葡萄柚 *Grapefruit*

拉丁學名：*Citrus x paradisi*

植物科別：芸香科
萃取部位：果皮
萃取方式：冷溫壓榨法
療癒本質：前調
香氣特徵：炙陽下的溫潤果香，愉悅隨興地散播著
發源生長：以色列、巴西、佛羅里達、加州

療癒目標

免疫照護：利尿、消水腫促代謝、刺激淋巴功能運作，舒緩一般
　　　　　感冒／流行性感冒，用以提振人體免疫機能。

肌肉照護：止痛、促循環，消弭肌肉僵硬與疲勞、增進肌耐力。

皮膚照護：控油、調節皮脂分泌。

消化照護：助消化、激勵肝臟製造膽汁以利分解脂肪，提振肝臟
　　　　　解毒功能。

神經照護：抗憂鬱、緩壓力、提振活力，病後照護恢復元氣，調
　　　　　理季節性情緒失調（S.A.D.），緩解頭痛及偏頭痛。

安全規範

注意其光敏反應，使用後的6～8小時內需避免曝曬於豔陽下。

檸檬 *Lemon*

拉丁學名：*Citrus limon*

植物科別：芸香科

萃取部位：果皮

萃取方式：冷溫壓榨法

療癒本質：前調

香氣特徵：清新果香、帶著淡淡的酸楚、蘊含提振的氣息

發源生長：印度、西班牙、葡萄牙、美國、法國

療癒目標

免疫照護：刺激白血球活性、提振人體免疫機制，細菌、病毒型照護，以及一般／流行性感冒。

肌肉照護：幫助毒素代謝、溫和止痛（風濕性關節炎、痛風、尿酸）。

消化照護：維持消化系統酸鹼性、緩解胃酸過多、胃痛、潰瘍，調順消化系統，有助肝臟、胰臟功能維持。

循環照護：促進血液循環、舒緩靜脈曲張、促進人體毒素代謝。

皮膚照護：美白、收斂、增進皮膚光澤、減少油質過度分泌，殺菌修護（雞眼、瘤、疣）。

安全規範

· 注意其光敏反應，對於過敏性膚質極易導致刺激或敏感反應。使用後的6～8小時內需避免曝曬於豔陽下。

· 建議以低劑量稀釋使用；若用於按摩，建議濃度不超過1%，泡澡時僅需1～2滴即可，並與基質充分乳化後再用。

佛手柑 *Bergamot*

拉丁學名：*Citrus bergamia*

植物科別：芸香科
萃取部位：果皮
萃取方式：冷溫壓榨法
療癒本質：前調
香氣特徵：新鮮柑橘味，清新甜美，朝氣蓬勃
發源生長：義大利

療癒目標

神經照護：可同步處理生理和心理症狀，舒緩厭食症、緊張與焦慮，振奮精神，止痛。

消化照護：調整食慾、改善飲食習性不良；改善口腔感染、痔瘡；驅逐腸道寄生蟲；刺激膽汁分泌、改善膽結石現象。

免疫照護：抗菌、抗病毒，水痘、帶狀泡疹（可搭配尤加利處理第一型單純性口唇皰疹）。

其　　他：空氣淨化、除臭。

安全規範

· 注意其嚴重光敏反應。使用後的8～10小時內需避免曝曬於豔陽下（市售去除感光反應之佛手柑腦，稱之為 FCF）。

· 欲改善佛手柑光敏致癌特性，最好將劑量控制在2%以下。

山雞椒 *May Chang*

拉丁學名：*Litsea cubeba*

植物科別：樟科
萃取部位：果實
萃取方式：蒸氣蒸餾法
療癒本質：中調
香氣特徵：清新檸檬氣息，爽朗宜人
發源生長：臺灣、印度

療癒目標

消化照護：極佳的抗病毒、抗感染效果；開胃、調順消化機能，特別是十二指腸潰瘍、腸胃炎及消化不良。

神經照護：安撫鎮靜、提振副交感神經，舒緩情緒的效果極佳，緩解焦慮、躁鬱、壓力、失眠等症狀。

免疫照護：抗菌、抗感染，提振人體免疫機能。

循環照護：心臟滋補劑，緩解心悸、心律不整現象。

安全規範

宜注意使用劑量，過多恐導致皮膚刺激不適。

小花茉莉 *Jasmine*　　　　拉丁學名：*Jasminum sambac*

植物科別：木樨科

萃取部位：新鮮花朵

萃取方式：脂吸法、溶劑萃取法

療癒本質：基調

香氣特徵：氣味濃郁、明豔典雅

發源生長：印度、中國、法國

療癒目標

肌肉骨骼照護：緩解肌肉僵硬、極佳止痛、抗痙攣。

神經照護：安撫中樞神經、緩解憂鬱、針對神經衰弱、緊張、壓力相關問題具有良好疏通效能。

呼吸照護：止咳化痰、舒緩感冒、咽喉炎。

皮膚照護：居家護膚保養聖品，對所有皮膚類型皆有幫助，特別是乾燥、老化、受損肌膚護理。

安全規範

‧建議以極低濃度使用，避免濃郁氣息掩蓋他種品項而導致噁心感受。

‧懷孕初期忌用。

桂花 *Osmanthus*

拉丁學名：*Osmanthus fragrans*

植物科別：木樨科

萃取部位：花朵

萃取方式：溶劑萃取法

氣味強度：中味

療癒本質：基調

香氣特徵：深褐色，遼闊的花朵馨香、雅緻迷人

發源生長：中國

療癒目標

循環照護：平衡循環代謝機能、除濕、風濕性關節炎、促進關節
活絡。

消化照護：益脾健胃，舒緩食慾不佳、胃腸不適等消化問題。

神經照護：安神、安眠、平衡中樞神經、安撫鎮靜改善情緒躍動。

呼吸照護：傷風感冒、緩解氣管／支氣管痙攣、病中／病後養息。

安全規範

無。留意香氣濃郁，需適度使用。

羅馬洋甘菊 *Chamomile Roman*

拉丁學名：*Anthemis nobilis*

植物科別：菊科
萃取部位：乾燥花朵
萃取方式：蒸氣蒸餾法
療癒本質：中調

香氣特徵：強烈甜美蘋果般的香氣、
　　　　　味甘性溫、深深撫慰心靈
發源生長：英國、歐洲大陸、南美
　　　　　洲、美國

療癒目標

消化照護：緩解噁心絞痛、消弭消化不良，是極為安全的胃腸保
　　　　　健良方。

免疫照護：增加白血球生成，提振免疫機制，平衡鎮定（自體免
　　　　　疫病症）。

肌肉骨骼：具有極佳的抗痙攣與鎮靜消炎作用，舒緩肌肉酸痛和
　　　　　神經性疼痛。

神經照護：中樞神經調理，有助緩解憂鬱、失眠、神經緊張和壓
　　　　　力相關的頭痛或偏頭痛問題。

皮膚照護：促進細胞再生，調理肌膚過敏，乾燥和敏感性肌膚及
　　　　　皮膚發炎者皆適合。

安全規範

・無。留意香氣濃郁，需適度使用。

・懷孕初期避免使用羅馬洋甘菊。

橙花 *Neroli*

拉丁學名：*Citrus aurantium*

植物科別：芸香科　　　　　　**療癒本質**：基調

萃取部位：花朵　　　　　　　**香氣特徵**：香氣甜美、無比幸福

萃取方式：脂吸法、在大量水分　**發源生長**：摩洛哥、莫三比克
　　　　　　中以蒸氣蒸餾花蕾

療癒目標

神經照護：極佳的憂鬱緩解效果、減輕情緒引起各種身心症狀，或針對特殊情況之歇斯底里、焦慮失眠、情緒型頭痛／偏頭痛等極具協調性。

皮膚照護：良好的細胞再生效果且具回春魔力，各種肌膚照護（尤以乾性、老化、敏感）；極佳的殺菌／抗黴菌效用（香港腳）；呵護蕁麻疹。

循環照護：強健心臟機能（平衡自律神經）、緩和降低血壓、靜脈曲張照護。

其　　他：有助引發釋放腎上腺皮質類固醇，消炎特性極佳（特別是皮膚、呼吸道與消化道），調理紅斑性狼瘡、病毒感染各種症狀（提振肝臟、胰臟機能）。

安全規範

極其溫和安全，孕期亦可使用。

苦橙葉 *Petitgrain Paraguay*

拉丁學名：*Citrus aurantium*

植物科別：芸香科

萃取部位：開花的樹枝、枝條與樹葉

萃取方式：蒸氣蒸餾法

療癒本質：中調

香氣特徵：新鮮舒活，合併花香與木質草本香氣（味似橙花，但稍帶苦味）

發源生長：地中海沿岸、法國、義大利、摩洛哥、巴西

療癒目標

肌肉骨骼照護：止痛、緩解緊繃（極佳的抗痙攣效果），消炎（風濕、關節炎）。

消化照護：提振消化系統機能、止痛（腹絞痛、腸躁症）。

神經照護：緩解失眠、壓力（重建機能／緩解神經衰弱），以及憂鬱焦慮、季節性情緒低落。

免疫照護：抗感染、調節慢性自體免疫（紅斑性狼瘡、酒糟）。

皮膚照護：良好的清潔殺菌力（包括皮脂調理／粉刺面皰／乾燥／缺水），以及止汗效果、減少頭皮屑。

安全規範

無。

真正薰衣草 *Lavender, true*

拉丁學名：*Lavandula officinalis*

植物科別：唇形科

萃取部位：花苞與莖葉

萃取方式：蒸氣蒸餾法

療癒本質：中調

香氣特徵：強大藥草香氣

發源生長：保加利亞、美國、法國、中國

療癒目標

循環照護：降血壓（促進血循流暢）、靜脈曲張、改善水分滯留。

消化照護：舒緩噁心、絞痛、胃腸脹氣，促進消化機能運作。

免疫照護：一般感冒與流感照護。

肌肉照護：紓解肌肉酸痛和緊繃，關節痛止痛。

神經照護：平衡中樞神經（有效止痛），憂鬱緩解（失眠、偏頭痛、神經緊繃與壓力相關問題），極佳的抗痙攣效果。

呼吸照護：呼吸系統調節（咳嗽、哮喘、支氣管炎、鼻竇炎）。

皮膚照護：適合所有皮膚類型，幫助肌膚癒合再生（輕度燙傷、炎症、放射線灼傷）。

安全規範

無。懷孕初期忌用。

甜馬鬱蘭 *Marjoram, sweet*

拉丁學名：*Origanum majorana*

植物科別：唇形科

萃取部位：花全株（含花）香草

萃取方式：蒸氣蒸餾法

療癒本質：中調

香氣特徵：溫暖、透徹、略帶胡椒香

發源生長：法國、埃及

療癒目標

神經照護：極佳的止痛效果、抗感染（補強神經），提升副交感神經，緩和甲狀腺亢進現象（心悸）。舒緩焦慮與壓力（撫慰身心：創傷症候群），緩和過動、暈眩症狀。

肌肉照護：止痛（促進血管擴張），改善循環不良的局部疼痛（下背痛、風濕、痙攣性疼痛），緩解關節炎、扭傷／拉傷。

循環照護：穩定循環系統（減輕心臟負擔）、輕微利尿、有助老廢物質代謝。

呼吸照護：極佳殺菌抗病毒、止咳祛痰（百日咳）、鼻竇炎、氣喘（呼吸調理）、打鼾照護。

消化照護：感染消弭。助消化（促進腸道蠕動）、減輕腸胃與子宮痙攣。

其　　他：助眠（溫暖心靈）、減輕牙痛。

安全規範

低血壓、甲狀腺低下者宜適量使用。

月桂 *Bay Laurel*

拉丁學名：*Laurus nobilis*

植物科別：樟科

萃取部位：葉子

萃取方式：蒸氣蒸餾法

療癒本質：前調

香氣特徵：提振醒腦、微帶樟木香氣；香氣獨特，增進覺察力量

發源生長：克羅埃西亞

療癒目標

神經照護：中樞神經調節（平衡交感及副交感神經），緩解神經過度跳躍與情緒起伏（心靈威而剛），以及止痛。

肌肉照護：消炎，強效止痛、抗痙攣，促進患部血循正常（扭傷、拉傷、肌肉／關節疼痛）、調理關節炎、風濕與肌肉萎縮。

免疫照護：改善淋巴阻塞，抗感染，殺菌（葡萄球菌、鏈球菌、大腸桿菌、肺炎鏈球菌、螺旋菌）、消滅黴菌（白色念珠菌、香港腳）。

安全規範

無。皮膚敏感者仍應注意劑量。

香桃木 *Myrtle Green*

拉丁學名：*Myrtus communis*

植物科別：桃金孃科
萃取部位：枝葉
萃取方式：蒸氣蒸餾法
療癒本質：中調
香氣特徵：清新舒活香氛，蘊含樟腦般甜甜藥草香氣
發源生長：奧地利、突尼西亞、摩洛哥、義大利和法國

療癒目標

呼吸照護：極佳的清潔殺菌力，緩解黏膜炎，具收斂特性，針對支氣管炎、咳嗽、呼吸道感染極有幫助。

皮膚照護：代謝多餘皮脂，收斂毛孔，平衡皮脂分秘，針對粉刺、痘痘、痘疤皆極具功效。

神經照護：鎮靜神經，舒緩心靈及內在壓力；提振精神、揮別陰霾、消弭腦內喋喋不休。

消化照護：理肝護胃，消脹氣，解除胃部感染不適現象。

安全規範

無。

茶樹 *Tea tree*

拉丁學名：*Melaleuca alternifolia*

植物科別：桃金孃科

萃取部位：樹芽與樹枝

萃取方式：蒸氣蒸餾法

療癒本質：前調

香氣特徵：怡人舒暢青草香，具提神醒腦歡愉特性

發源生長：澳洲

療癒目標

免疫照護：提振免疫力、協助抵禦外來感染、增強IgA與IgM提升對抗能力。良好抗菌、抗黴菌、抗病毒（牛皮癬、香港腳、中耳炎）。幫助病後調養、預防二次感染。

呼吸照護：清潔殺菌、止咳化痰，包含鼻喉黏膜炎、鼻竇炎、中耳炎等等。

皮膚照護：緩解皮膚病菌感染（帶狀皰疹、水痘、香港腳、牛皮癬）、刺激排汗。

生殖照護：減緩相關感染症狀及搔癢不適。

其　　他：緩解突如其來的驚嚇與身心疲憊的創傷。

安全規範

無。但需避免局部長期使用，並注意其醒腦及皮膚刺激潛在特性。

綠薄荷 *Spearmint*

拉丁學名：*Mentha spicata*

植物科別：唇形科

萃取部位：全株

萃取方式：蒸氣蒸餾法

療癒本質：前調

香氣特徵：微涼、清晰、提神、不似胡椒薄荷強烈，反倒多了香草清香

發源生長：美國、埃及、西班牙、中國

療癒目標

呼吸照護：緩解一般感冒、慢性呼吸道養護（氣喘、鼻竇炎、支氣管炎、止咳化痰）。

神經照護：抗痙攣、止痛（尤其是神經性疼痛）、頭痛／偏頭痛。提振精神解憂鬱（恢復活力）。

消化照護：促進膽汁分泌、調理肝膽機能，調整消化運作、改善消化不良、脹氣、胃酸過多、打嗝、腹瀉與便秘。

皮膚照護：極佳的止癢抗菌力，抑制皮脂過度分泌（油性脫髮、頭皮屑），以及曬傷。

泌尿／生殖照護：維持系統運作平衡，收斂利尿。

安全規範

用於皮膚時，宜小心劑量，以免致敏。夜晚宜注意其醒腦特性。

沉香醇百里香 *Thyme ct linalool*

拉丁學名：*Thymus vulgaris ct linalool*

植物科別：唇形科
萃取部位：全株莖葉（含花）
萃取方式：蒸氣蒸餾法
療癒本質：前調
香氣特徵：甜甜暖和的藥草香氛
發源生長：法國、西班牙、地中海

療癒目標

免疫照護：抗微生物、抗菌（葡萄球菌）、消滅黴菌（白色念珠菌）、抗病毒，特別是口腔炎、腸胃型發炎，對傷口癒合極具修護療效，以及感冒護理。

消化照護：緩解食物不潔造成的胃腸不適、嘔吐、腹瀉。

呼吸照護：刺激白血球增生、抗感染，是極佳的肺部抗感染劑、針對各類呼吸道感染很有幫助（包括口腔／咽喉感染）。

其　　他：刺激人體循環活絡（降血壓）及大腦活化、增強記憶力。

安全規範

無。沉香醇是百里香屬最溫和品種、不刺激，連幼童都適用。

樟腦迷迭香 *Rosemary et camphor*

拉丁學名：*Rosmarinus officinalis*

植物科別：唇形科
萃取部位：花頂與草葉
萃取方式：蒸氣蒸餾法
療癒本質：前中調
香氣特徵：醒腦香氣直衝腦際，強勁清涼的薄荷藥草氣息
發源生長：突尼西亞、法國、西班牙、中國

療癒目標

神經照護：激勵腎上腺、提振活力，促進人體機能活絡順暢，緩解壓力、提神醒腦，以及止痛。

皮膚照護：促進皮下組織循環、代謝老化角質、細胞更新修護、暢通毛囊與毛孔，頭皮養護（預防脫髮、油性頭皮脫髮、脂漏性皮膚炎）。

呼吸照護：極佳的殺菌清潔力、抗痙攣、止咳化痰、呼吸道黏膜保健、緩解鼻竇炎。

消化照護：促進膽汁分泌、提振肝臟機能，腹痛、腹脹、消化不良。

循環照護：利尿、促循環、排解體液滯留，緩解風濕、水腫、肌肉僵硬疼痛。

安全規範

高血壓、癲癇患者忌用；避免下午4點後使用。

乳香 *Frankincense*

拉丁學名：*Boswellia sacra*

植物科別：橄欖科

萃取部位：乳香樹樹脂

萃取方式：蒸氣蒸餾或水蒸餾，透過切開樹皮取得乾樹脂

療癒本質：基調

香氣特徵：清新純淨、略帶樟腦氣息，自古多用於祭祀、充滿祈禱與希望之意

發源生長：油膠、樹脂一般來自葉門、印度及索馬利亞、阿曼

療癒目標

呼吸照護：利肺臟、對於呼吸道感染極具療效（極佳的肺部殺菌劑）、緩解咳嗽（抗平滑肌痙攣）、化痰、降低黏膜炎；平喘、疏通鼻淚管阻塞。

皮膚照護：老化回春、細胞修護（痘疤、傷疤）、幫助肌膚恢復彈性、減少臉部肌膚鬆弛、撫平細紋（妊娠紋）、消炎（蕁麻疹、皮膚炎、曬傷）。

神經照護：振奮活力、集中專注力、安撫情緒（PMS、更年期）、避免焦慮、緩壓安眠。

安全規範

無。

檀香 *Sandalwood, East Indian*

拉丁學名：*Santalum album*

植物科別：檀香科
萃取部位：木塊與樹枝
萃取方式：蒸氣蒸餾法
療癒本質：基調
香氣特徵：濃郁木質香氣，質感黏稠
發源生長：印度麥梭爾省、印度洋群島、中國、臺灣

療癒目標

神經照護：極具鎮定安神特性，尤以失眠、焦慮憂鬱、身心壓力，神經性止痛（坐骨神經痛）

泌尿／生殖照護：腎臟養護（尿道感染殺菌養護），緩解水腫／水分滯留。

呼吸照護：呼吸道殺菌保健、呼吸病症（尤其是過敏性乾咳、慢性支氣管炎、感冒或流感、喉嚨痛）。

皮膚照護：包含各類型皮膚病症（成熟肌、老化肌、乾性肌、油性肌、痘痘肌）、平衡油水、收斂殺菌。

肌肉照護：消炎／消腫、抗痙攣（一般痠痛、拉傷扭傷），疏通淋巴及靜脈。

安全規範

無。

岩蘭草 *Vetivert*

拉丁學名：*Vetiveria zizanioides*

植物科別：禾本科

萃取部位：乾燥的根部

萃取方式：蒸氣蒸餾法

療癒本質：基調

香氣特徵：複合式香氣、黏稠濃郁、有著大地土讓氣息及淡淡木質馨香

發源生長：印度、斯里蘭卡

療癒目標

免疫照護：激勵免疫系統、有助於免疫調理（類風濕性關節炎、蕁麻疹、過敏），增進抵抗外來壓力與疾病的能力。

皮膚照護：清潔殺菌、收斂調理，肌膚免疫照護（牛皮癬）。

神經照護：具有「寧靜之油」之稱，幫助人體深度放鬆、緩解緊張焦慮、抗憂鬱、助眠。

肌肉骨骼：促進循環系統活絡、有助於因為循環機能不佳或壓力所造成的各種症狀（末梢神經痠麻、肌肉疼痛、肢體關節不適）。

安全規範

無。但需注意氣味濃郁。

丁香 *Clove Bud*

拉丁學名：*Eugenia caryophyllata*

植物科別：桃金孃科
萃取部位：花苞
萃取方式：蒸氣蒸餾法
療癒本質：基調
香氣特徵：微甜、略帶刺鼻藥草氣息
發源生長：馬達加斯加、菲律賓

療癒目標

神經照護：極佳止痛效果（偏頭痛、壓力型疼痛、牙痛）、緩解病毒型神經炎症、賦予力量（平衡中樞神經）。

消化照護：止痛、殺菌、抗感染（阿米巴原蟲），極佳健胃整腸效果（腸胃炎、病毒腸、食物中毒）。

免疫照護：消炎（膀胱炎、尿道炎、輸卵管炎、呼吸系統等各種炎症）。

肌肉系統：止痛（協助毒素代謝）、風濕性關節炎、一般性關節炎（筋骨損傷、肌肉韌帶損傷緩解）。

安全規範

需採低劑量使用，以免刺激皮膚、黏膜。

歐薄荷 *Peppermint*　　　　拉丁學名：*Mentha x piperita*

植物科別：唇形科

萃取部位：葉子

萃取方式：蒸氣蒸餾香草後隨即精餾

療癒本質：前調

香氣特徵：簡潔有力、嗆涼青草香

發源生長：美國、歐洲

療癒目標

消化照護：強力止痛效果、抗痙攣（胃腸），預防腸絞痛、腹瀉，緩解消化不良、止吐，以及促進膽汁分泌（利肝）。

循環照護：有助於血管收縮（升高血壓）、促進發汗、貧血照護。

骨骼肌肉：強力止痛效果、抗痙攣（各種骨骼肌肉之疼痛不適）。

神經照護：緩解局部神經痛（偏頭痛、牙痛、坐骨神經痛）、暈車，平緩情緒紛亂焦躁。

免疫照護：感冒／流行性感冒（頭痛緩解）、暢通鼻腔阻塞。

其他照護：活化腦力、使頭腦清晰無雜念，以及具有驅蟲效果。

安全規範

・高血壓、甲狀腺亢進者忌用。

・使用劑量宜控制，切勿長時間使用；避免下午4點後使用。

失智症者常見的12種外顯症狀對應精油

常見的精神及與行為症狀	芳療師建議使用精油（以書中24種為例）
1.妄想	檸檬、佛手柑、羅馬洋甘菊、橙花、苦橙葉、月桂、香桃木、茶樹、綠薄荷、沉香醇百里香、樟腦迷迭香、丁香、山雞椒
2.幻覺	佛手柑、羅馬洋甘菊、橙花、苦橙葉、月桂、香桃木、茶樹、綠薄荷、沉香醇百里香、樟腦迷迭香、丁香、歐薄荷
3.激動／攻擊	柑橘、桂花、羅馬洋甘菊、真正薰衣草、甜馬鬱蘭、乳香、檀香、丁香
4.憂鬱／情緒不佳	甜橙、葡萄柚、山雞椒、小花茉莉、月桂、綠薄荷、歐薄荷
5.焦慮	柑橘、甜橙、葡萄柚、山雞椒、小花茉莉、桂花、橙花、苦橙葉、香桃木、岩蘭草
6.異常亢奮	佛手柑、桂花、橙花、真正薰衣草、甜馬鬱蘭、乳香、檀香、岩蘭草、丁香
7.冷漠	葡萄柚、檸檬、山雞椒、桂花、月桂、茶樹、歐薄荷
8.失控	羅馬洋甘菊、橙花、真正薰衣草、甜馬鬱蘭、乳香、檀香、岩蘭草
9.易怒／情緒不穩定	甜橙、小花茉莉、羅馬洋甘菊、真正薰衣草、甜馬鬱蘭、乳香、檀香、岩蘭草、月桂、茶樹
10.出現怪異（或重複）動作	檸檬、佛手柑、小花茉莉、茶樹、綠薄荷、沉香醇百里香、歐薄荷
11.睡眠模式改變、夜間遊走	柑橘、羅馬洋甘菊、苦橙葉、真正薰衣草、沉香醇百里香、檀香、岩蘭草
12.食慾／飲食行為異常	柑橘、甜橙、葡萄柚、檸檬、山雞椒、香桃木、沉香醇百里香

當家人失智時

從照料應對到芳療運用，照護者陪伴失智症者也療癒自己的身心照護指南

作　　　者	郭鐘隆、鄭雅文Vivian
採訪撰文	莊馨云（部分章節）
特約插畫	日光路
封面設計	Rika Su
內頁設計	關雅云
責任編輯	蕭歆儀

總 編 輯	林麗文
主　　編	蕭歆儀、賴秉薇、高佩琳、林宥彤
行銷總監	祝子慧
行銷企劃	林彥伶

出　　版	幸福文化／遠足文化事業股份有限公司
發　　行	遠足文化事業股份有限公司（讀書共和國出版集團）
地　　址	231新北市新店區民權路108之2號9樓
郵撥帳號	19504465 遠足文化事業股份有限公司
電　　話	（02）2218-1417
信　　箱	service@bookrep.com.tw

法律顧問	華洋法律事務所 蘇文生律師
印　　製	博創印藝文化事業有限公司

出版日期	西元2024年4月初版一刷
定　　價	420元
書　　號	0HDA0060

ISBN：9786267427156

ISBN(PDF)：9786267427439

ISBN(EPUB)：9786267427446

國家圖書館出版品預行編目(CIP)資料

當家人失智時：從照料應對到芳療運用，照護者陪伴失智症者也療癒自己的身心照護指南/郭鐘隆，鄭雅文Vivian合著. -- 初版. -- 新北市：幸福文化出版社出版：遠足文化事業股份有限公司發行, 2024.04

　　面；　公分

ISBN 978-626-7427-15-6(平裝)

1.CST：失智症 2.CST：健康照護 3.CST：芳香療法

415.934　　　　　　　　　　　　113001305